迈出哺乳的第一步

贝恩母乳育儿研究推进中心 编著　　国际认证泌乳顾问王淑芳博士 审阅

世界图书出版公司
上海·西安·北京·广州

图书在版编目(CIP)数据

迈出哺乳的第一步/贝恩母乳育儿研究推进中心
编著. —上海:上海世界图书出版公司,2014.6(2014.10重印)
(母乳哺育新生活)
ISBN 978-7-5100-7851-4

Ⅰ.①迈…　Ⅱ.①贝…　Ⅲ.①母乳喂养—基本知识
Ⅳ.①R174

中国版本图书馆 CIP 数据核字(2014)第 082136 号

责任编辑：沈蔚颖
绘　　图：佳和茗

迈出哺乳的第一步

贝恩母乳育儿研究推进中心　编著
国际认证沁乳顾问王淑芳博士　审阅

上海世界图书出版公司出版发行
上海市广中路 88 号
邮政编码　200083
上海市印刷七厂有限公司印刷
如发现印刷质量问题，请与印刷厂联系
质检科电话：021-59110729
各地新华书店经销

开本：787×1092　1/16　印张：12.25 字数：122 000
2014 年 10 月第 1 版 第 2 次印刷
ISBN 978-7-5100-7851-4/R·317
定价：29.00 元
http://www.wpcsh.com.cn
http://www.wpcsh.com

编写人员

主　编　马　巍

审　阅　王淑芳

编者（排名不分先后）

李彦颖　郭蓓珍　冯　悦　宋　丹

张籹佳　张　婷　文　雯　杜　娇

何　弢　董明珠

献　辞

　　谨以本书献给中国的哺乳妈妈和宝宝，妈妈在关注母乳哺育的同时，也要关注自身乳房的健康。希望每一位妈妈和宝宝都能拥有自主自如的哺乳时光！本书不能替代医生给出的诊断和医疗意见，如果必要，你可以向对泌乳有相关正确新知的医护人员寻求帮助。

序（一）

这本书写得真好！诚心推荐给华人区所有的育婴家庭、新手父母及对母乳哺育有兴趣、关注母乳哺育推动的人和医院母婴照护临床工作人员。

2012年10月一封来自上海悦芳庭妈妈会所询问关于国际认证泌乳顾问(IBCLC)进阶课程的E-mail带来了我生命中一次难得的相遇。11月在上海的一场午后小聚，牵起两岸母乳哺育推动的缘分。我第一次遇见了本书的主编金泉母乳妈妈会所创办人马巍老师和贝恩母乳育儿推进中心的董明珠老师。两位老师的那份属于母乳哺育热诚人士的温柔与高度关怀之情，向我强烈地传递了她们推动提升内地母乳哺育环境的决心与渴望。

2013年3月在上海悦芳庭妈妈会所的积极促成下，泌乳顾问国际进阶课程教育合作计划在内地正式展开。首批学员大半是马巍老师的学生及中文网络上大型的母乳哺育支持论坛——"母乳喂养大本营"资深的母乳哺育推动者。透过互动课程与实际操作讨论，我为这群如"吸水海绵般"渴求母乳哺育知识的内地哺乳指导们的疯狂求知精神所震撼。

母乳哺育关系到每个育婴家庭。哺喂的过程中就如同人生一样起起伏伏，偶尔也会出现需要克服的困境与挑战。当新手妈妈遭遇哺乳困境时，如果有幸遇到专业且正确的指导，是支持她继续哺乳的关键动力。

就如同本书，编写者系统地将在母乳哺育中可能遇到的各种情境进行归类，挑选了哺乳指导们执业中遇到的案例进行分析，图文并茂搭配列点式重点提醒。简单易懂的生活用语呈现艰涩的医学知识。如书中告诉新手妈妈，奶量是依宝宝的"订单"而"出货"，否则会有"囤货"的担忧。此外，书中案例还细致描绘了哺乳指导的咨询与支持角色，凸显母乳哺育过程中母亲与婴儿才是主角。哺乳是件自然的事情，母婴的身体会找出彼此适应的最佳状态。

本书是所有迎接新生命家庭不可或缺的母乳哺育宝典和指南；也是母婴照护实务工作者简易使用的参考书。我们也期待读者能一同进入经由母乳哺育所开展的孕育、育儿、培育、教育的心–新–欣世界。

王淑芳　博士
国际认证泌乳顾问
2014年3月

序（二）

2012年10月，我和本书编辑沈蔚颖女士相识于王淑芳老师的母乳哺育讲座。蔚颖为她负责的书稿组稿，而我在帮忙张罗讲座的安排和微博直播。

王淑芳老师是佛教慈济技术学院护理系副教授，也是第一位以专精母乳哺育研究取得博士学位的护理人员，也是开创以护理人员身分在佛教慈济综合医院开设母乳哺育咨询门诊先例，近20年来为母乳哺育在中文地区的推广普及做了无数开创性的工作。淑芳老师的讲座知识严谨，而讲授方式却形象而温暖。母乳哺育知识讲出来，不是"你若不知便养不好孩子"的模样，是让新妈妈越听越安心。用维基百科的话来说，这样的方式"让知识有温度"。

我和蔚颖都觉得，我们应该为母婴类书籍市场贡献一套这样"有温度"的母乳哺育指导书。本书是这套书的第一本，是关于每位妈妈产后都要面对的泌乳的问题；关于在未来几个月甚至几年里和我们共同完成哺育任务的乳房。当准妈妈为自己会不会有母乳而担心；当新妈妈哺乳遇到疼痛、疲惫、母乳不足、乳腺炎等困扰；当宝宝长大即将离乳，我们希望本书像一位有经验的哺乳指导那样陪伴哺乳妈妈，贴近生活，实实在在地讲清楚"可以怎样做"。

我们也为这本书找到了最合适的编写团队。她们都是执业的哺乳指导，针对母乳哺育问题提供咨询、评估和乳房护理的服务。在陪伴妈妈们"从知道到做到"的过程中，她们对乳房和哺育的了解都非常深入和宝贵。在这本书完稿的时候，这些作者不但完成了泌乳顾问国际进阶课程教育，也在资深国际泌乳顾问（IBCLC）的指导下完成了超过500小时的哺育咨询，是国内首批系统接受泌乳顾问教育，参加国际泌乳顾问执业资格考试的从业者。

本书的主编马巍，也是我生活中的朋友。观看她做咨询和护理是一种充满幸福感的享受。每当看到她帮助乳头混淆的宝宝回归乳房，帮助频繁乳腺炎的妈妈重新享有哺乳的乐趣，帮助怀疑自己母乳不足的妈妈从自责中走出来拥有自信，我都深深盼望这本书早点出版。非常感谢她接受邀请，承担为这本书忙碌的辛苦。

董明珠

贝恩母乳育儿研究推进中心总干事

母乳喂养大本营管理员

2014年3月

前　言

　　有很多个清晨，甚至夜半，我是在妈妈们求助的电话铃声中醒来的。哺乳期遭遇过乳汁淤积的妈妈都知道，夜晚是最难熬的。不仅乳房疼痛不适难以入眠，而且还有不知如何渡过这一晚的无助和对乳房状况的担心……好不容易熬到天蒙蒙亮，就赶快打电话求助。

　　我也有过这样的经历，所以特别能理解哺乳妈妈的痛苦。接到她们的电话，无论是什么时间，我总是用温和的声音耐心指导，这是我能给予她们最好的安抚方式之一。我每一天的工作就是要接待数个家庭的求助，照顾妈妈受伤的乳房，安抚因为"口粮"告急而焦躁的宝宝，分析哺育方式中的错误，辅导妈妈学会正确的哺乳姿势，教会全家人识别恰当的哺乳时机和频率，以避免乳房再发生不必要的伤害……很多妈妈会说，"第一次有人教我这些呢！你和我以前请过的催乳师不一样！"

　　是的，不一样。就如同胃痛了，不能简单吃止痛片缓解症状了事，要检查、要诊断、要治疗。乳房出了问题也一样，确认原因和改善状况都要从哺乳细节开始，从妈妈和宝宝的配合入手，怎么能仅仅按摩乳房了事呢？令人无奈的是，按摩乳房似乎是催乳师这行普遍的做法。6年前，当我遭遇产后乳房胀痛时，我请的催乳师没有教我该怎么喂奶，只是一味地按摩乳房，甚至还给了我错误的护理建议。与我有类似经历的妈妈何其多！一些妈妈还因为处理不当被折腾到没奶，甚至乳腺炎，不得不早早结束母乳哺育。

我是个喜欢把一件事想明白，做到底的人。4年前我参加了人力资源和社会保障部举办的师资最好的催乳师培训班学习。之后一年多的"催乳师"生涯在别人眼里是件难以理解的事情——一个受过高等教育的职场"白领"休完产假后，竟然做了个体催乳师，每天开着车走了东家串西家，给人通乳教人喂奶！可是对我而言，这一年的收获绝不仅是学以致用的成就，和为他人解决乳房痛苦的欣慰，更是让我越来越觉得必须正视国内母乳哺育服务行业的问题：

1.泌乳分明是只要正确哺乳便会自然发生的生理现象，奶不是"催"出来的，可这个职业为什么要叫"催乳师"呢？

2.如果催乳师们只学习按摩乳房的技巧，不学习与哺乳相关的知识，这是头痛医头，脚痛医脚！怎么可能真正解决年轻妈妈在哺乳期的乳房困扰呢？

3.受过高等教育的我尚且觉得一年多的实践不过是初窥门径，普遍文化不高的同行们的工作效果可想而知！哪一个辛苦哺乳的妈妈要被这样对待呢？

短短一年多的时间，我见到了太多让人惋惜的"大人孩子都遭罪"案例。2012年的母亲节，我开办了国内首家针对哺乳期的妈妈提供全方位服务的金泉母乳妈妈会所。在很多人看来，这是一个过于勇敢的决定。我们称自己为"哺乳指导"，可没有哪个妈妈明白这个"称呼"是什么意思。我们自己查找国内外文献资料，摸索着如何在正确的乳房护理上叠加哺育问题的评估和哺育辅导。我们和客户妈妈们共同探讨她们的需求和感受，帮助我们不断完善服务的内容！同时，我们还改进了催乳师的培训，推出了母乳哺育指导培训班，很快，这个"不一样"的培训班名声在外。

截至2013年底，金泉母乳妈妈会所直接服务的妈妈已经超过4000人。让人欣慰的是，我们辅导过的很多妈妈，通过自己的亲身体验也积极地向身边的准妈妈、哺乳妈妈传播正确的哺育知识、正确的哺乳期乳房护理经验。我们的母乳哺育指导培训班学员已累计超过200人，她们几乎全部是年轻的母乳妈妈，平均学历是大学本科，在全国各地执业开展哺乳指导服务。

和我一起开办会所的两位同事李彦颖和张璐，也是年轻的母乳妈妈。我们相识在中文网络大型的母乳哺育支持论坛——"母乳喂养大本营"。在这个推广母乳哺育和亲密育儿的论坛里，有几万名妈妈交流着哺乳的困扰与美好，我的很多学员也来自这里，同样的信念和勇气让我们走到了一起。网上志愿答疑和线下一对一的辅导，成就了我和同事们、学员们宝贵的经验积累，也让我们更深刻地认识到，妈妈们需要身边的哺育支持！哺乳指导是我们要努力做好的职业！

就像是运气要奖励我们不断探索的努力，2013年，我们有幸与上海悦芳庭妈妈会所、佛教慈济技术学院一起，将泌乳顾问国际进阶培训课程引入中国大陆。我们开始学习这个职业在国际上成熟的工作方式和执业标准，有了更明确的努力方向，也开心地发现，我们开创的母乳哺育指导培训虽然与成熟的国际化培训尚有距离，但方向和理念都是正确的！的确如我们所体会到的，哺育指导应该从孕期开始，不仅包括提供知识和建议，更要指导妈妈及其家人正确应对哺乳期面临的问题，给予她们关怀和支持，在必要时给予适当的护理！如果哺乳的问题能够正确解决，妈妈的乳房就不会轻易出状况！

哺乳是女人与生俱来的本能，是一门需要学习和练习的技术，也是女人做妈妈之后体会到的第一个成功！孕期准备充分，就能少些挫折！讲哺乳的好书已经颇有了几本，这本书凝练了我们的执业经验，更重视实际操作细节的辅导，仔细讲解了准妈妈、哺乳妈妈们常见的疑问。我们引用了大量在实践工作中遇到的真实案例，让妈妈们明白那些看似需要乳房护理就好的问题，该用什么思路分析，依循什么原则解决；让妈妈们了解，可靠而贴心的哺育支持是什么样的。

最后，感谢在去年火热的夏天里与我并肩奋斗的编写团队，她们是我的同事和同学，也都是领域内资深且口碑极佳的哺乳指导。她们在上海、杭州、长沙、西安、南京等地也都成立了专业机构，未来会有更多的专业支持机构开设到需要帮助的哺乳妈妈身边。

哺乳从来不是妈妈一个人的事，它对宝宝、对妈妈乃至整个家庭来说，都是非常有意义的！做个"不一样的催乳师"，让正确而有效的哺育指导到达更多妈妈身边也不是件容易的事，但我们愿意为了千万中国妈妈和宝宝的福祉而努力，让这样的方式发展到国际水准，并普及开去，让每位妈妈都能享受更自主自如的哺乳时光！

再次感谢王淑芳老师对本书的指导并为本书作序。对于书中不足之处，敬请读者们指正和谅解。

马 巍

2014年3月

目　　录

第一章 怀孕了乳房悄悄地在准备

从孕育开始，新生命的乐章开始演奏，这宏大的生命建造工程，在母亲体内飞速循序地按期进行。与此同时，妈妈的身体也在为即将诞生的宝宝，发生着一系列奇妙的生理变化，为迎接新生命的诞生做着全方位的准备工作。本章着重向准妈妈介绍了乳房因孕育生命的"职责"而在孕期发生的变化，讲解准妈妈们在孕期有关乳房和哺乳的疑惑，和可以采取的应对方法。

第一节 孕期乳房会有哪些变化？

一、乳房变得越来越大、越来越沉

当得知一个新生命在体内孕育，你的身体会增加脂肪为产后哺乳积蓄能量；脸颊会变得更润泽，身体逐渐丰腴；大臂、大腿自然增粗，腹部随着小生命的成长而越来越圆润……除此之外，在生命孕育的时候乳房也在有条不紊地准备着，会随着孕周的增加变得越来越大（图1-1）。

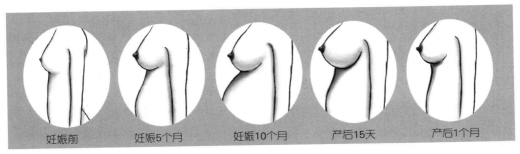

妊娠前　　妊娠5个月　　妊娠10个月　　产后15天　　产后1个月

图1-1 乳房大小变化图

怀孕3个月的文美咨询哺乳指导，她的小乳房真的有足够能力产奶吗？

哺乳指导通过细致的检查发现，文美孕前A罩杯的乳房，如今已增大了一个size。乳房比孕前明显挺翘，触摸感觉紧实而有弹性。

哺乳指导告诉文美：她的小乳房已经开始悄悄地发育了！文美听了很欣喜，难怪她最近常常觉得胸部有些痒痒的，皮肤有绷紧的拉扯感，而乳房里也时常隐隐地疼……和生理期的乳房感觉很像，但更强烈些。

原来这就是乳腺组织再发育，乳房在为产后哺乳做准备！

像文美一样，小乳房妈妈不用担心自己乳房的泌乳能力。孕期受激素水平变化影响，乳房里的乳腺组织会进一步生长发育，乳房又好像再次经历了"青春期"。

当然，也有少数女性的乳房不会在孕期明显增大，乳房是否增大或增大多少，都和产后泌乳能力没有必然的关系。乳房大小与遗传、自身营养和发育等情况有关，乳房的丰满程度更多取决于乳房里的脂肪量。另外，不同女性的身体对激素的反应敏感程度不同，有些妈妈在整个孕期乳房没有很大变化，在产后一样可以顺利地哺乳，真正影响哺乳的是产后实际哺喂的方法。因此，想要成功哺乳，掌握正确哺喂方法远比期待乳房"长大"更加重要。

如果孕前就已经是让人羡慕的丰满身材，当乳房再次发育时，除了让准妈妈们感受到种种不适外，恐怕还有一个最大的担心——持续增大的乳房会不会下垂呢？你可以尝试下面的方法，在帮你舒缓孕期乳房不适的同时，也能预防乳房的下垂问题：

1. 每日沐浴后对乳房进行按摩。按摩能促进乳房血液及淋巴循环，保持乳房肌肤的弹性，缓解乳房胀痛、干痒。每次按摩时间约10分钟即可，按摩力度柔和、舒适，切勿大力揉搓乳房。按摩时，可以选用纯植物油或孕期专用按摩油配合按摩，避免在胸部使用有刺激性的洗浴用品及护肤品，同时也要避免含有激素成分的美胸产品，具体方法可参见本章第三节。

2. 均衡饮食。合理摄入优质蛋白、谷类、新鲜蔬果，及适度的脂肪等营养素。避免过多摄入高油、高盐、高脂肪及精细加工食品，增加身体代谢负担。孕期体重增长过快，易导致身材严重变形，乳房也容易出现下垂的问题。

3. 适度运动。健康的准妈妈可以选择散步、孕期瑜伽等运动。适当的孕期运动可以增加身体柔韧性，使乳房形态更好。

4. 及时更换尺寸合适、有承托力的孕妇文胸，让乳房得到更好呵护。

二、乳头、乳晕颜色变暗

不少准妈妈自己也搞不明白，曾经粉嫩柔韧的乳头怎么变得"越来越难看"——颜色越来越深、越来越粗糙、乳头表面还常有脏脏的颗粒！……

这种种现象，其实都是你身体里的激素在"作怪"！它使你的乳头、乳晕逐渐变大，颜色加深，与你白皙的乳房皮肤形成鲜明的对比。不过，这也是造物主的神奇之处！乳头颜色的改变，让只能辨认黑白颜色的新生儿能更容易找到他的专属"食具"！乳晕周围的皮肤看起来不再光滑，也是身体自我保护的一种形式，它增加了乳头和乳晕皮肤的柔韧性，保护新妈妈在产后哺乳的繁重工作中不会轻易造成严重的乳头破损。

临近分娩，乳房泌乳的工作也准备得越来越充分！乳晕上小小颗粒样的突起是蒙氏腺体的开口，乳头表面会有更多分泌物排出，分泌物与羊水的味道相同，使初生宝宝很容易凭着这熟悉的气味找到妈妈的乳房，顺利实现母乳哺喂……这一切的变化，目的只有一个——新妈妈产后能顺利进行母乳哺育！

当然，在你哺乳期结束后，乳头及乳晕的颜色、形态会略有恢复，接近孕前状态。

三、乳房变得易痛而敏感

在孕期前几周，准妈妈常常会感觉到乳房有刺痛，一些敏感的准妈妈还会因为内衣的摩擦更加不适！

乳房种种的不适和敏感来源于乳房局部血液供应增加，以及乳腺腺体的发育。我们的身体需要时间来适应这一系列新的变化。在未来的几周或几个月后，这种明显的疼痛感会逐渐减弱甚至消失。

孕期对乳房变化起到直接作用的是——

雌激素 会促进乳腺导管的上皮增生，乳管及小叶周围结缔组织发育，使乳管延长并分支。

孕激素 又称为"黄体素"，其主要作用是促进乳腺小叶及腺泡发育，在雌激素刺激乳腺导管发育的基础上，使乳腺得到充分发育。

催乳素 使乳腺在孕期得到充分发育，乳腺小叶终末导管发展成为小腺泡，为哺乳做好准备。同时，催乳素也促进乳汁的生成与分泌。

除此以外，身体里还有更多激素的改变间接作用于乳房发育——乳房开始增大、充盈，乳头、乳晕颜变深，大部分准妈妈会感到乳房胀痛。

你能看到的乳房改变——

蒙氏结节 乳晕周围出现的颗粒感褶皱是蒙氏结节，也就是蒙氏腺的开口，一些妈妈会从乳晕的腺体出口流出乳汁。当产后激素水平逐渐恢复，蒙氏结节也会消失。

妊娠纹 随着乳房血液循环的增加，你有时能透过乳房表皮看到血管泛出的光泽，阶段性地感受到乳房表皮瘙痒不适。乳房增大、增重过快时也许会在局部出现妊娠纹。

乳头变大、颜色变暗

乳晕改变 乳头周围深色的圆圈也会逐渐增大，颜色变暗，表面突起增加。

乳头表面分泌物增加 孕期乳头表面会出现较多皮脂腺分泌物，开始为白色、黄色，如果长时间不清理，则颜色会逐渐变深为棕褐色。日常洗澡时简单清洁即可，如果分泌物较多且不易清除，可以用植物油涂覆软化后再以清水清洁，避免手指抠、针挑等会造成乳头受伤的方式。

面对孕期的乳房变化，你只需要放松心情，孕期乳房的形态与变化不会给你产后哺乳造成负面影响。乳汁在孕中后期已经开始制造并储存于体内，待胎盘娩出后开始排出乳汁。前者的发生是身体自动执行的，后者的发生则需要通过宝宝吸吮或手挤等外力帮助，因此提前学习产后如何哺乳，对于想产后亲哺亲喂的妈妈非常重要。

第二节　孕期有关乳房的疑惑

一、孕期泌乳会影响产后哺乳吗？

小美已经怀孕6个月了。她尴尬地告诉哺乳指导，孕4个月以后，她就发现自己乳头上不断有黄色颗粒状分泌物黏在内衣上让她很不舒服。她听朋友说乳头上的"分泌物"需要清理，不然会堵住输乳孔影响产后哺乳。她采用了朋友告诉她的清理"方法"：使用75%的酒精清洁乳头，说这样做不仅可以起到清洁作用，而且还可以让乳头皮肤变得坚韧，减少产后哺乳疼痛。

然而，酒精清洁乳头并没有解决小美的问题，反而让乳头问题越来越复杂，开始让她感觉红痒刺痛起来！后来她又上网看了一些妈妈们的建议，将初乳挤出来保存，令她没想到的是，她挤了几次初乳之后听说频繁挤奶可能会引发不规律宫缩，于是她赶快停了下来。

听完小美的诉说，哺乳指导向她指出：① 乳头皮肤娇嫩，清洁时不宜使用刺激性的洗护沐浴产品，长期使用会使乳头皮肤变得敏感、粗糙，疼痛甚至引发过敏现象。日常清洁只要使用清水或者有滋润作用的植物油即可。当乳头已经出现红痒现象后应及时就医。② 孕期不要轻易尝试挤初乳，是否要收集初乳需要评估准妈妈和胎儿的健康状况以及必要性。挤乳汁因为对乳头有刺激，操作不当可能会引发宫缩，需谨慎操作。

不少准妈妈都有小美这样的体验，如一觉醒来床单就湿了；洗澡时发现乳头上有黄色的、颗粒状分泌物；平时乳头表面还会黏黏的、时常黏到内衣上，让你感觉不舒服……种种现象让准妈妈们产生疑问，这是乳汁吗？孕期泌乳，对产后哺乳有没有影响呢？

没错！孕期乳头表面黄色的颗粒状

分泌物，就是传说中的"初乳"。你是否因为它的提前"到来"而感觉奇怪？通过前文，我们了解到，孕中期，乳房就已经开始悄悄"工作"——产生乳汁了，但因为激素之间的相互抑制作用而没有大量排出体外。

但万事无绝对，依然会有部分准妈妈，在孕期会惊喜地发现自己分泌初乳的迹象！别担心，这些都是孕期正常的生理现象。通常情况下，即使能发现初乳，产量也不会很多，只要避免乳房受

到过度刺激，是不会影响孕期乳房健康或产后哺乳能力的。

不论准妈妈是否真的能看到"初乳"的痕迹，乳汁都已经在乳房内悄然制造并积蓄，只待胎盘娩出后，泌乳素显著增高，通过宝宝的吸吮刺激而逐渐增量排出。准妈妈需要更多了解乳房内在的变化，千万不要把注意力放在是否能挤出初乳上。孕期流出或挤出初乳，与产后哺乳是否成功并无必然联系！

在以下情况发生时，乳房在孕期更容易分泌乳汁：

● 对乳房进行按摩。孕期正确且适当的乳房按摩能够有效缓解乳房因发育带来的不适，相反，胡乱按摩或过度刺激则有可能使乳房受伤。

● 当乳房受到挤压时，乳腺管因受到压迫而"悄悄"地排出初乳。这也是不少准妈妈早上起床发现床单"湿答答"的原因。

● 同房后也可能会有少量初乳分泌。不过，如未引发宫缩等其他反应，准妈妈通常也无需担心。

下面的一些建议，对孕期泌乳的准妈妈会有所帮助：

1. 关于孕期是否要挤奶，一直存在着争议。有很多人担心，孕期频繁挤奶刺激乳头，会引发宫缩导致早产的风险。因此，孕期挤奶很少被常规指导，但目前也有研究显示，孕36周后开始挤

奶，有助于产后初乳分泌。只是准妈妈在孕期挤奶时务必注意以下几点：① 确定你的妊娠状态良好；② 挤奶方法正确，避免伤害乳房；③ 单次挤奶及按摩时间不宜过长；④ 按摩或挤压乳房时如出现子宫收缩或腹痛应立即停止。

2. 选择纯棉且透气性好的孕妇内衣，并根据乳房的变化适时更换合适的型号。舒适的内衣可以减少它与乳头皮肤之间的摩擦，对于偶尔溢出来的乳汁，你可以使用防溢乳垫，同时要注意及时更换。

3. 产后尽早哺乳。孕期是否能挤出乳汁，与哺乳顺利与否没有必然关系，不能决定乳房未来的泌乳能力，但对于孕期就已经分泌初乳的准妈妈，如果产后不尽早且频繁哺乳，发生生理性乳房肿胀的概率更高。因此，对她们来说提前学习和掌握产后有效哺乳的技巧非常重要。

孕期泌乳的常见问题

问题1　孕期初乳要不要收集起来?

多数准妈妈从怀孕开始就期待母乳哺育，看到乳房已经开始分泌初乳，感觉很兴奋，于是更加期待未来的哺育！这么珍贵的初乳要不要收集起来？其实，孕期初乳泌出的量非常有限，在无人为刺激的情况下只是偶尔会以滴状流出，这时收集和储存也存在卫生、时间等限制，且过多地非必要刺激乳房也存在引发宫缩的风险，因此非必要情况不建议在孕期收集初乳。

问题2　宝贵的初乳会不会因此浪费了?

产后乳汁"生产"主要有3大步骤：宝宝吸吮刺激—乳房泌乳—乳汁大量排出。产前的泌乳因受孕激素、雌激素抑制，又缺乏宝宝吸吮刺激，相对于产后的量来说是非常少的，当产后胎盘娩出，在催产素的作用下，乳房"排乳"工作正式启动，乳汁开始以宝宝需求为"订单"大量分泌了。那么，"少量且不易保鲜"的乳汁与"现产、现吃无限畅饮"的乳汁相比，相信你已经找到答案了！

二、不"完美"的乳房真的可以哺乳吗?

随着孕周增长，准妈妈们开始关注母乳哺育的各种相关资讯，关于乳房形态影响泌乳与哺乳顺利程度的各种说法，很容易让人迷惑。此时，大部分准妈妈开始关注自己乳房形态，关心"我的乳房真的可以'生产'出足够的乳汁喂饱宝宝吗？"的确，在孕期，准妈妈需要预先了解自身乳房形态特点，并学习与之匹配的哺乳技巧。

想告诉各位准妈妈，对于初生宝宝来说，妈妈的乳房都是世界上最完美、最适宜自己的。在没有其他哺喂方式干预的情况下，妈妈的乳房对于宝宝来说就是独一无二的选择。即使再"完美"的乳房，如果在早期哺喂时频繁地以人工方式干扰，也会不利于产后母乳哺育自然地进行。

另外，乳房的大小与母乳的产量没有必然联系，生产乳汁并完成乳汁移出的关键是乳房中的腺体组织。大多数健康女性，都可以提供满足宝宝生长发育的足量乳汁。

已经孕7个月却依然身材苗条的美玲，一直兜兜转转地问哺乳指导如何确定她有足够能力用母乳喂饱宝宝。她有些难为情地说："我的乳房太小，乳头也好短，我很担心产后不能进行母乳哺育！"在美玲对于能哺乳乳房的认知中，似乎只有那些大乳房妈妈才能喂饱宝宝！

像美玲这样对自己乳房不满意的准妈妈有很多。乳房大小及形态主要取决于脂肪组织的丰满程度与肌肉组织的紧实情况。作为"前店后厂式"泌乳的乳房，大乳房"库房大"，储奶能力强于小乳房；而小乳房更胜在产奶快！也就是说，通常娇小的乳房，因为乳腺分布特点，在良好的哺乳习惯下，产奶效率会特别高！你只需学会与自己乳房形态相对应的哺乳技巧，做个称职的哺乳妈妈完全没有问题。

如果你对自己的乳房是否能哺乳有所怀疑，尝试用下面的建议去调整或许会改变你的想法：

1. 向身边的"妈妈团体"多取经，了解正确的产后哺乳知识和技巧。你会发现，那些自述"乳房形态会影响哺乳"的"过来人"常常是喂养中的某个环节出现了偏差，那些"没有想太多"的妈妈在实践中和宝宝的配合会越来越默契。乳房大小对于哺乳从来都不是问题。

2. 争取家人对母乳哺育的支持。家人的支持无论何时都是对新妈妈最大的鼓舞和动力。同时，你也要坚信自己身体的力量，自然法则让我们有足够能量哺育宝宝。

3. 理性评估自己乳房的形态，并关

注乳房在孕期和哺乳期的变化。学习产后哺乳的技巧，可以使你在产后更轻松地开始母乳哺育的美妙历程。

三、孕期需要"纠正"乳头形状吗？

准妈妈们在孕校、医院产科看到的与乳房护理、哺乳有关的科普挂图，对于乳房的描绘好像在提醒大家"标准"的乳头应该是挺立于乳房体之上。那么，乳头凹陷或扁平的准妈妈在孕期对乳头是否要进行"纠正"呢（图1-2）？

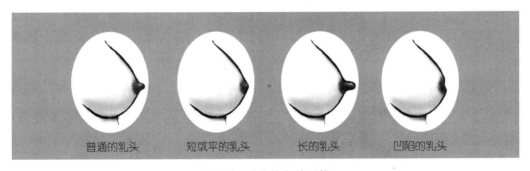

普通的乳头　　　短或平的乳头　　　长的乳头　　　凹陷的乳头

图1-2　乳头的各种形状

孕期的小宁与妈妈一起来向哺乳指导寻求帮助，希望能彻底解决一直以来困惑母女俩的问题：乳头凹陷能实现母乳亲喂吗？

在来之前，她们尝试了很多方法：诸如十字牵拉操、乳头牵引器、用皮筋缠住乳晕部分，试图勒出乳头形态……如此反复纠正，并无实际效果。

哺乳指导将小宁和妈妈请到诊室，仔细检查了小宁的乳房情况：乳头因经过多种刺激手段后略有些红肿，但乳头只是部分凹陷，触碰刺激之下还是可以膨出一些的。乳房触感丰盈并富延展性，乳头上已有初乳分泌的痕迹，显然乳房已经充分做好哺乳的准备。哺乳指导向小宁和她的妈妈讲述她检查到的情况，并且跟她分享了很多和她情况类似的妈妈在产后顺利实现母乳哺育的经验，听完，小宁心中充满了信心与期待。

哺乳指导建议小宁：停止不必要的乳头纠正手段，深入了解并学习更利于宝宝衔乳成功的哺乳姿势与技巧，例如橄榄球式或交叉搂抱式哺乳。哺乳时用手支撑，将乳房向前端延伸更多，将球状乳房重新"塑形"为圆锥形方便宝宝衔乳，产前就可以经常做哺乳练习。建议新妈妈在产后早接触、早吸吮、频繁尝试，减少干扰因素，相信宝宝的觅乳本能。

和小宁一样乳头凹陷的女性很多，究竟能否实现母乳哺育？对于宝宝来说，妈妈乳头长度并非必要条件，他要吸吮的是妈妈的乳房而不只是乳头。乳头只是乳汁流出的途径，宝宝需要充分含入乳头和足够多的乳晕部分，吸吮后才能获得更多乳汁，妈妈的乳房在哺乳时也会更舒适没有疼痛。因此宝宝含入的乳房延伸长度比乳头的长度更重要！

足月分娩的健康宝宝有非常强的觅乳与吸吮本能！他并不知道奶嘴是什么，不论乳头形态如何，只要在最初的几天宝宝与妈妈的乳房有足够充分且愉快的亲密接触，依本能含乳、自然吸吮，短暂地磨合，宝宝就会找到让他和妈妈最舒适的哺乳方式！所以产后即刻进行母婴肌肤接触、鼓励宝宝尽早开始自然吸吮、充分吸吮后实现母乳亲喂效果的"三早"（关于实现"三早"的方法技巧，可以在本书第二章中详细了解），被越来越多的医院产科推广！在充分自然、妈妈与宝宝配合良好的情况下，都可以顺利实现母乳哺育。相信宝宝的本能，妈妈提前掌握哺乳技巧是非常必要的。

在孕期学习有利于乳头扁平、凹陷的乳房实现哺乳的技巧，是确保妈妈与宝宝顺利进行母乳哺育，最理性实用的准备措施。随着时间推移，母婴间的配合会越来越默契与融洽，妈妈的哺乳技巧愈娴熟自在，乳房逐渐适应宝宝的吸吮方式，乳头被拉扯造成的不适感会慢慢消失，而曾经扁平、凹陷的乳头，在宝宝温柔有力地吸吮下也会逐渐挺立而出！这是只有母乳亲喂才能给乳头凹陷妈妈带来的无痛而美好的改变！

对于乳头扁平、凹陷的准妈妈来说，下面的一些建议对你产后哺乳也许更有帮助！

1. 孕期纠正乳头凹陷经长期实证研

究证明无明显效果。在产后采用必要的乳头凹陷纠正方法，对哺乳更具实际改善意义。

2. 不必过于担心乳头条件对哺乳的影响。无论何种乳头形态，通常待产后最初的母婴哺乳磨合期过后，都不会对哺乳有严重阻碍。

3. 准妈妈需要在产前学习更有利于实现亲喂的哺乳姿势与技巧。在产后尽量减少其他哺喂方式的干扰。

4. 产后在乳房充盈之前要尽早、频繁母乳亲喂，让母婴形成默契。避免乳房过度胀硬时哺乳，被乳汁充盈的乳房不利于宝宝顺利衔乳，母乳吸吮的挫折会导致宝宝抗拒母乳亲喂。

5. 测试乳房的延展性。用"剪刀手"方式挤压乳晕，如果挤压时乳头自然前伸，则宝宝含乳时的困难很小。通过哺乳时的吸吮，乳头能够较快地重新塑形，妈妈也不易产生乳头疼痛、皲裂。如果挤压时，乳头明显进一步回缩，则表明乳房延展性不够，宝宝最初几天含乳时，可以尝试在宝宝张嘴衔乳时帮助轻压下巴，使嘴张得更大些，这样利于舌头外展，含入更多的乳房。反复尝试成

功后，宝宝会自然记住有效的衔乳技巧，很快就不再需要大人的帮助。

6. 做到频繁哺喂（8～12次/24小时，甚至更多）。如果宝宝长时间休息无法唤醒，可以挤奶或用吸奶器吸奶，保持对乳房的泌乳刺激及对乳头牵拉刺激。

7. 下面是对乳头扁平或凹陷女性的哺乳建议。你会发现并不需要太多的纠正，只要通过合适的哺乳技巧通常就可以解决哺乳不顺利的难题了。通过哺乳，宝宝也会慢慢地把你的乳头重新塑形。

乳头扁平　避免乳房过于充盈紧绷时喂奶，这样只会使乳头更难凸出，继而不利于宝宝顺利含乳。如遇此情况，通常在哺乳前在乳晕处进行反向施压按摩法（具体操作方法参见第三章）使其柔软后再让宝宝尝试含乳；或考虑先少量排出乳汁，使乳晕放松柔软后再让宝宝含乳。

乳头凹陷　以正常的哺乳姿势诱导宝宝含入更多乳晕部分，是顺利哺乳的关键环节，必要时可以用手辅助将乳房重新"塑形"帮助宝宝含入更多乳晕，从而顺利吃到母乳（图1-3）。

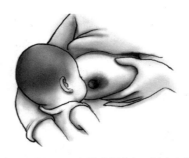
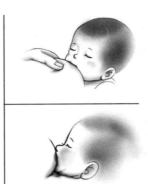

妈妈一手呈"C"字形半握乳房，其中中指贴于乳房根部，其余四指自然贴于乳房上。

图1-3 "C"字形手势哺乳

乳头娇小、乳头巨大、乳头极长是否影响哺乳？

教科书中对于标准乳头形态的描述是：圆柱体，乳头颈长1厘米，乳头直径0.8～1.5厘米。当更多人关注着乳头凹陷对于哺乳的影响时，很少有资料提及乳头凸出但形态超出"标准"说明情况下是否会影响喂奶。在平时的哺乳咨询工作中，哺乳指导却常能碰到类似的问题，一些新妈妈就是因为缺乏指导，导致早期哺乳的困难。

乳头娇小的妈妈，大多乳房相对平坦，乳头、乳晕即使在哺乳期颜色依然粉嫩，孕期似乎只有乳房变得略显充盈沉坠，乳头的变化却非常小！产后一旦乳房胀奶，就会出现宝宝衔乳困难的问题。因此，建议哺乳时参照乳头凹陷妈妈的哺乳辅助技巧，就会容易得多。

乳头巨大如山楂、乳头极长似奶糖的情况也存在，大多是遗传造成的，但是同胞姐妹，并不一定都是如此。这种情况下，妈妈会担忧初生婴儿的嘴巴太小，怎么能把这样特别大的乳头含入呢？别担心！如果你观察过宝宝打哈欠，就会发现当他上下颌骨自然充分打开时，张开的小嘴足以容纳妈妈特别大的乳头。如果在宝宝觅乳时，配合他张嘴的动作，你用手顺势压住他的下巴，就能使宝宝嘴张得更大些，利于含乳。反复尝试后，宝宝自己会掌握得更好。

乳头较大较长的情况下，要努力让新生宝宝含住大部分乳晕往往不太现实，但尽管如此，也并不意味着宝宝无法吃到足够的奶。宝宝的嘴巴挤压乳头和少量乳晕时，也能激发泌乳反射，刺激出妈妈的"奶阵"获得乳汁。当然同时要尽量确保宝宝张大嘴，下巴贴紧乳房，身体贴近妈妈，这样才能最大程度避免哺乳时妈妈乳头疼痛。

四、乳房出现这些状况会影响哺乳吗？

（一）副乳

孕6个月的小西最近感到左腋下长出个"黑痣"，腋下还隆起一块有些胀硬，孕前从未遇到这种情况。她去医院检查，医生告诉她这不是"黑痣"，而是副乳。

在孕期激素变化影响作用下，副乳俨然也正在做着迎接宝宝的"准备"，副乳乳头中央位置有些许的组织增厚，表面皮肤颜色略深，周围组织也有凸起。

其实，很多人会在自己的腋前、腋下，或胸部正常乳房的上下、腹部、腹股沟等部位，发现副乳的存在，医学上把它们称之为——异位乳头组织。不仔细观察常常会被误认为是痣。

副乳的产生，是在胚胎时期，发育的乳腺始基未完全退化的结果。副乳房或副乳头是人类很常见的乳房发育现象，发生率在5%左右。副乳大多是双侧对称的，也有可能是单侧发生。通常情况下它们不会影响你产后哺乳。

孕期当你发现副乳了解下面的信息将会对你有帮助

● 副乳可能只有单独的副乳头，也可能同时发育有腺体组织。当内在有腺体组织时，在孕期激素水平升高影响作用下诱导副乳里的乳腺发育，因此副乳看上去也在悄悄地"长大"。只不过这种发育并不会给人喜悦，准妈妈常要忍受副乳发育带来的不适。

● 当你觉得副乳有任何不适的时候，应及时找到办法缓解。如，可采用冰袋或卷心菜叶冷敷。

● 孕期均衡饮食，避免饮食过于油腻，合理安排膳食中各种营养素的摄入量。

● 如果副乳凸起组织过大，经常与衣物摩擦造成皮疹反复给你带来生活上的困扰和不便，请及时就医。

● 在孕期及产后要避免外力按揉刺激副乳部分。大多数副乳组织会自然萎缩，渐渐不再困扰妈妈。

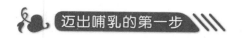

（二）乳腺增生

有些准妈妈在孕前就被乳腺增生困扰，伴随着生理周期，乳房常常会有不同程度的肿胀感。这种不适在孕期尤其是孕早期会变得更加明显。一些准妈妈们常常困惑，乳腺增生能不能喂奶？需不需要按揉？如何缓解孕期乳腺增生带来的不适？

孕期乳腺腺体随着激素水平的改变而再次发育。其中乳腺小叶不断地增殖、生长。如果将乳腺叶形容为葡萄串，那么乳腺小叶就是一颗颗紧密排列的葡萄，而每一颗"葡萄"就是乳汁制造的"车间"。乳腺增生对母乳哺喂最大的影响在于，增生会导致泌出乳汁较多，乳房局部压力比较大。当乳房胀奶时，妈妈会有更明显的酸痛感，而由于泌乳量较高，输出乳汁的乳腺管压力也增大，一旦妈妈哺乳技巧不当，容易在乳房局部形成乳汁淤积。你可以参照下面的方法缓解孕期乳腺增生带来的不适：

1. 尽量避免大力按揉增生部位。过多地按摩和刺激可能使得增生部位胀痛症状更加明显。当增生部位出现胀痛不适时，采用轻柔的缓解式按摩（从乳房远端至乳头方向，由浅及深的螺旋式按摩）并采用冷敷。这样可使因乳腺增生带来的不适感得到一定改善。

2. 通常轻微的乳腺增生不需要治疗。准妈妈休息好、心情舒畅，增生现象会自然缓解，但如果乳腺增生在孕期不适感加重，应定期观察增生的变化，如果持续感觉不适应及时就医。

3. 哺乳是"打击"乳腺增生的好方法。孕前的乳腺增生多是因为内分泌紊乱，在母乳哺育期间，内分泌将得到良好的调整。孕激素分泌充足能有效保护、修复乳腺，而哺乳能使乳腺功能充分使用，并在断奶后良好退化不易再出现增生。因此，经过一段时间的母乳哺育（通常在1年或以上），很多妈妈发现在哺乳结束后自己乳房健康状态也更好了。

4. 女性乳房日常保健最重要的方式是健康的生活作息、营养均衡的饮食和适度的运动，避免动怒、焦躁、情绪抑郁。当身体功能健康了，也能带来乳房的良好状态。

（三）乳房手术

孕前也许由于健康或其他原因进

行了某项乳房小手术，比如纤维瘤切除术、隆胸、缩胸、乳头凹陷矫正术等。所有对乳房或乳头的手术都可能影响产后乳房泌乳，尤其是那些破坏了神经和乳腺导管的手术。曾经的乳房手术对未来的哺乳影响有多大？你需要关注：

手术切口位置 在左乳5点钟方向、右乳7点钟方向，由肋间神经第四分支负责乳晕神经的传导，受伤或手术切口的位置如果在这个方向可能影响泌乳。另外，手术的位置离乳晕越远，对哺乳的影响越小。手术时切口选择放射式（纵向）而非横向，对乳腺的伤害较小。

手术方法和填充材料 隆乳手术因手术方法不同、选择植入材料不同，对于产后哺乳的影响也是不同的。只要手术不破坏乳腺组织就不影响哺乳。

产后乳房泌乳反射 做过乳房手术的女性，如果选择母乳哺育都需要在产后数周内密切关注乳房的泌乳反射及宝宝的体重增长情况，必要的时候需要求助医生和专业人士的帮助。

在母乳哺育过程中应持续关注手术部位的变化，如有不适应及时就医。

关于乳房的小知识

副乳 是指人体除了正常的一对乳房之外出现的多余乳房，一般在腋前或者腋下，也有发生在胸部正常乳房的上下、腹部、腹股沟等部位。副乳形成的原因是人类在胚胎时期，从腋窝到腹股沟的两条线上长有6~8对乳腺始基。出生前，除胸前的1对继续保留以外，其余的都退化了。如果由于发育异常，这些乳腺始基未能完全退化，就形成了多个乳房，又称多乳房症。副乳可表现为有乳腺组织但无乳头、既有乳腺组织发育又有乳头、无乳腺组织但有乳头。

乳腺增生 未婚妇女、未生育妇女、产后未哺乳的妇女或中年妇女发病率高。本病是内分泌障碍性增生病，女性激素代谢障碍，雌、孕激素比例失调使乳腺导管及乳腺小叶上皮增生过度和复旧不全。

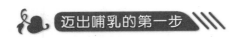

五、产奶能力会遗传吗?

在论坛上,准妈妈们相互交流时,似乎一直有个讯息在提醒你,影响哺乳成功与否还有一个看不见的关键因素存在——遗传。那么产奶能力会遗传吗?

还有4周小文就到预产期了,她听小姐妹们说,产奶能力是遗传的。她又从妈妈那里得知,自己从小吃奶粉没有吃过母乳,这让她很担心。

她心事重重地找到哺乳指导,想验证小姐妹的话是不是真的。听完小文的话,哺乳指导笑了,她说,"虽然很多遗传因素印刻在我们的基因里,比如我们继承了妈妈的窈窕身材,爸爸的浓密头发……但除了遗传这部分,成长中的营养摄入、体质锻炼、生活方式也同样影响、塑造着我们的身体,所以现在的我们是一个多重因素影响造就的'综合体'而不是单纯靠遗传。换而言之,那些看起来没有奶或者母乳不足的现象,不一定真的是个体体质造成的,这也是一个综合影响的结果。"

哺乳指导又帮小文检查了乳房,和孕中期相比,在孕晚期她的乳房更加紧致、丰盈,并富有弹性,乳晕和乳头更大,颜色也较前段时间更深并且形态更为凸起。很显然,她的乳房已经做好了迎接小宝宝的准备。

你是不是也有小文那样的担心?经过大量基于实证医学研究实验证明,遗传对于母乳的影响非常有限。乳汁与泪水、汗水相同,都是人体内循环的体液,你会担心泪水和汗水会不会遗传吗?你会担心这次哭完就再也没有眼泪了吗?你会担心汗水会流干吗?绝对不会!

乳汁和泪水、汗水一样,受到相应的激素刺激就会自然产生,而真正调控乳汁产量的最大因素是——宝宝有效吸吮刺激!产后频繁地哺乳,刺激激发乳汁的激素不断分泌,从而让乳汁产量达到满足宝宝营养需求。

与其在孕期担心自己的产奶能力会不会受到上一辈遗传的影响,不如参照下面的方法积极努力地用正确的方式实现母乳哺育!

1. 保持轻松的心态和健康的生活

方式。均衡膳食、适当锻炼、并注意休息，让身体保持良好的状态，有助于未来分娩和母乳哺育。

2. 产后尽早开展"三早"。最理想的情况是，产后母婴即刻肌肤接触，并依宝宝的自然寻乳而开始最初的哺喂。如果并非早产，而且没有出现因为使用麻醉药而导致宝宝昏睡等特别情况。这样的方式可以最好的平稳母婴的生命体征。如果条件不允许，最好也能够在产后数小时内，母婴接受过基本的医疗处理后，及时开始哺乳，并尽量频繁哺喂。宝宝能更快地熟练衔乳与吸吮的技巧。妈妈的泌乳量也能自然增多，避免乳胀不适。虽然宝宝出生时都自带"便当"，但母乳量开始增大前的2~3天，仍然是母乳哺育成功的关键。宝宝在此时的频繁哺喂并不仅仅只是为了吃饱肚皮。

频繁哺乳，少食多餐的方式，可以促进宝宝更好地吸收乳汁中的营养；频繁哺乳，及时获得妈妈的安抚，可以有效降低宝宝的哭闹，减少不必要的能量消耗；频繁哺乳，及时得到妈妈的呵护，有助于脑部神经元间传导通道的建立；频繁哺乳，更多的是通过母乳哺育，让宝宝获得身体与心里不安的修复。

如果的确是因为某些因素（如产后大出血或其他原因导致的激素异常）造成乳汁量少，泌乳延迟，请及时向经过泌乳专业训练的医护人员寻求帮助。这些情况经医学治疗通常也不能减少对母乳哺育的影响。妈妈的身体在整个哺乳期都应当受到关注，身体健康是持续哺乳的前提！

为何老人们说的母乳哺育和我们现在了解的不一样？

我国从1992年开始才逐步向城市中的医院推广24小时亲子同室政策。换言之，1992年之前出生的我们，在初生的前3~5天，每日几乎只是象征性地与妈妈见1~2次面，之后即被护士阿姨抱回婴儿室整齐划一地躺在婴儿床里了。护士阿姨会定时、定点、定量地用奶瓶给新生儿喂食配方奶粉。妈妈常常是在出院时才看清楚宝宝的相貌，哺乳也多是自产后3~5天后才开始的，那时多数妈妈已经开始胀奶了，于是妈妈们常说，"胀得像石头一样奶才来了"。在乳房胀硬的情况下，如果新生儿一直吸不出，妈妈常常就被断定是"没奶了"。

那个年代，新妈妈们的母乳哺育时间普遍偏短，细寻一下原因不外乎以下4点：

原因1　正是因为不了解乳房的生理状况，新妈妈们一直以"胀得像石头一样"作为有奶的唯一标准，并且当了外婆后或者奶奶后仍以同样的标准对待女儿或儿媳妇，所以才有今天如此广泛的"不胀就是没奶"的误解！这一评价使得很多妈妈因此被冤枉了！产后尽早哺乳，并争取家人的支持可以使母乳哺育更加顺利。

原因2　当时人们对于乳腺炎的治疗方案通常是"停止哺乳"。不少老人们回忆，在得过一次乳腺炎以后就匆匆断奶了！而现在我们知道乳腺炎是哺乳期一种常见现象，且宝宝的勤吸吮更有利于妈妈恢复。以前的哺乳妈妈没有提前了解必要的乳房问题，因一些小状况就遗憾地结束母乳哺育的历程。

原因3　在那个物质条件有限的年代，新妈妈常常处在营养摄入不足，身体得不到充分休息的状态之下，家庭除了要照顾新生儿，还要同时照顾其他孩子。营养不足加上过度劳累，也使得母乳越来越少。而现在大多数的家庭都有人帮忙照顾妈妈和宝宝，同时营养丰富，对实现母乳哺育十分有利。

原因4　那个年代鼓励妇女能顶半边天，忘我工作精神倍增，加上人们对工业化生产加工的食品有偏好，干扰了自然的母乳哺育进程，妈妈哺乳的次数越来越少。幼小的我们在出生后不久就和母乳彻底Bye-Bye了。

六、孕期能否继续哺乳？

少数妈妈在哺育第一个孩子时，会意外发现二宝已经"落户"了。是继续哺育大宝？还是给大宝断奶？

小新在哺育大宝8个月的时候，发现自己又怀孕了。二宝的到来，让小新产生了一系列身体与心理上的不适。她惊讶地发现久未出现的胀奶感觉又回来了；乳房靠近腋下的部位总感觉胀胀的有被堵塞的感觉；给大宝哺乳时乳头会有些许的疼痛；自己因妊娠反应而变得更加嗜睡；每次给大宝哺乳时，内心总会有暗暗的抵触情绪……

面对这些变化，小新找到熟悉的哺乳指导寻求帮助，希望能找到哺乳与怀孕之间的平衡。哺乳指导仔细询问了小新的情况，并做了细致的乳房手检。在第二次妊娠产生的激素影响下，小新的乳房又开始了新一轮的乳腺发育过程。

针对小新现在的情况。哺乳指导告诉她，通常对于没有早产征兆身体健康的妈妈来说，怀孕并不影响哺乳。可以根据自己的具体情况在受过泌乳专业训练的医护人员指导下继续母乳哺育大宝，但如果哺乳时出现假性宫缩或先兆流产的症状，要及时告之产科医生，并遵医嘱进行调整。

因为激素的改变，可能会让妈妈在孕早期感觉乳头疼痛。每次哺乳后，建议涂些乳汁或保护性的油脂自然风干。随着孕周增长，这种疼痛会有所缓解。

哺乳期再次妊娠是选择继续哺乳还是断奶，最好听取医生的意见。当然你也可以选择暂时断奶，等二宝出生后，用母乳哺育两个宝宝。

在妊娠期哺乳的妈妈可能会遇到的情况：

情况1　哺乳妈妈因身体里激素的改变，会导致母乳的量减少，乳汁味道有所变化，影响大宝吸吮母乳的积极性。

建议：如果大宝已经开始有规律添加辅食，他可以从辅食中摄入足量的营养，是否要坚持母乳哺育，你只要顺其自然就好。如果你是在大宝半岁以内再次怀孕，妈妈要优先考虑自己身体产后恢复的状况，以及合理评估大宝营养摄入的情况，再考虑是否继续给大宝哺喂母乳。

情况2　一些妈妈在哺乳时会感到心情烦躁，产生抗拒哺乳的情绪。

建议：这是大自然的安排，让妈妈更加关注肚子里的二宝。了解了产生这种情绪的心理原因，尽可能地排解自己的负面情绪，让爸爸多多参与照顾大宝的育儿过程。同时要注意营养摄入均衡、并让自己有足够的时间休息。

情况3　早产的风险。

建议：哺育大宝时身体会产生催产素刺激子宫收缩，但如果你能承受一次夫妻性生活后释放催产素的浓度强度，基本也可以应付哺育大宝所产生的催产素剂量。有早产先兆的准妈妈不建议孕期继续哺乳。要注意掌握给大宝断奶的节奏，给予大宝足够关爱与引导。

在二宝出生后，大宝也许会因情感需求，重新更加频繁地吃奶，你和家人要做好足够的心理准备。

当然继续母乳哺喂大宝的好处也是显而易见的：再次分娩后妈妈乳量提升会比较快；乳房产生淤积的风险会更低；妈妈能用乳房同时安抚住两个宝宝减低家人照料孩子的困难度；大宝会更容易接纳二宝……

第三节　孕期乳房护理方法详解

一、乳头、乳晕的清洁

小蓝和丁丁是一对好姐妹，她们总是相约来参加准父母课堂的每月聚会。小蓝向哺乳指导描述她前几天的经历。她听说孕期按摩乳房和乳头有利于产后乳腺疏通，奶水会更多。于是她经常在晚上洗澡时按摩乳房和乳头。到了孕中期，乳头表面常有颗粒状分泌物，每次她都会很小心地把那些有点偏黄的小颗粒揪下来。前天洗澡的时候依照老方法清理后，乳头出了点让她意外的"东西"，起初她并没在意，以为是跟以前一样的小疙瘩，结果用手一摸发现是黏黏的物质流出来。她忽然意识到，是初乳！看到自己有初乳流出小蓝特别激动，可是令她疑惑的是乳头上原来那些小颗粒是什么？是不是她经常用手揪把

"奶眼"弄大了初乳就"漏出来了"？要怎么清洁乳头更好？

哺乳指导向小蓝解释，从孕中期开始偷偷"溜出来"的初乳和乳头表面的腺体分泌物都可能会使乳头表面出现颗粒状的物质。正常情况下，准妈妈在洗澡时注意温水清洁就可以了，如果温水无法清除，可以使用植物油先在乳头表面敷一会儿，软化分泌物后再以温水清洗。乳头皮肤娇嫩，尽量不要用手直接揪、抠等，这些都是可能对乳头造成伤害的动作。初乳的分泌是自然过程，妈妈如果没有感觉不适就是正常的，日常的清洁不会造成输乳孔异常增大无需太担心。

正说着，丁丁在一旁显得有些欲言又止，她说："听说从孕中期开始乳头上都会有分泌物，可是我现在怀孕37周

了也没发现这些现象，我很担心乳腺不通畅产后会没有母乳？我现在需要做些什么特别的清洁工作刺激乳头吗？"

哺乳指导温和地解答丁丁的疑惑，孕期未发现初乳结痂的现象也属正常，与产后母乳分泌无必然关系，也不需要特别做什么来刺激乳头，只需按照正确的乳头清洁方法进行护理就足够了。随着宝宝的到来，充沛的乳汁也会一同如约前来。

怀孕后，不少准妈妈的乳头变得更加敏感，乳晕逐渐扩大、颜色变深。乳晕上环绕的小丘疹样突起（也叫蒙哥马利腺体，它负责分泌一种油性的抗菌物质，对乳头起到清洁、润滑和保护的作用）会更加突出，乳晕从此看起来经常"油油的"。

到了孕中期，一些准妈妈会像小蓝一样发现透明偏黄的初乳渗出，如果一直不做清洁，那么就有可能变成"硬痂样"的小颗粒停留在乳头上，感觉硬硬的、痒痒的，让人感觉很不舒服！随着停留时间的增长，颗粒状的"硬痂"会从白色变成黄色继而变成黑褐色。

针对乳头上的分泌物，你可以尝试这样做：

1. 温水清洁。日常洗澡时使用温水清洗乳头，同时避免大力揉搓伤害乳头皮肤。如果在热水浴后你发现有初乳渗出，不要使用肥皂或含酒精类清洁用品清洗乳头。这样做会使乳头皮肤变得极易干燥，而且这样做也没有必要（乳晕上的蒙氏腺体会分泌抗菌的油性物质会帮助你滋润乳头，避免皲裂）。你只需要使用温水稍涂抹清洁一下渗出的乳汁，然后让乳头暴露在空气中自然晾干。

2. 植物油清洁"硬痂"。如果乳头表面上有油性的颗粒状物质，甚至形成了"硬痂"，你可以尝试使用植物油清洁，这样做同时还可以增加乳头皮肤的柔韧性，减轻产后初期哺乳的酸痛感。具体的方法如下：① 洗澡后使用棉签蘸取适当的植物油，轻柔地涂抹在乳头表面上；② 让油脂停留在乳头上静待3～5分钟，软化硬痂；③ 使用棉签轻轻擦拭乳头表面的分泌物，不牵拉、也别过分刺激乳头。通常轻柔适度的乳头清洁并不会引起宫缩反应。

有些准妈妈担心产后哺乳乳头疼痛，会参照"偏方"使用丝瓜络之类的摩擦乳头，让乳头变得"强韧"。用粗糙的丝瓜络摩擦娇嫩的乳头，这种做法刺激强烈不要轻易尝试。避免乳头皲裂最好的方法是学会正确的哺乳技巧，帮助宝宝正确衔乳才能降低对乳头不必要的伤害！

二、孕期正确的乳房按摩

有人告诉你，如果孕期能做好乳房按摩，就能确保乳汁充足，保证母乳哺育顺利。

有人告诉你，一定要天天热敷产后才有奶。

有人告诉你，用梳子天天刮，乳腺才能通畅。

……

关于孕期乳房按摩的作用和做法众说纷纭。准妈妈们也常有疑惑，只有在感觉乳房不舒服的时候才需要按摩吗？孕期按摩对产后哺乳到底有没有好处？怎么按摩才能让乳房更健康？

从前面的讲述中我们知道，产后用于制造乳汁的乳腺腺体从孕早期开始就再次发育了，而刚刚怀孕的准妈妈都比较关注腹部——胎儿孕育的地方。对于乳房，也许最初你不会有什么明显的感觉，但很快不少准妈妈开始感觉乳房沉重、疼痛以及发紧，有人说感觉很像是月经前的乳房疼；当然也有一些准妈妈在整个孕期没有明显感觉到乳房的胀痛或不适。无论你是什么情况，孕期科学适当地按摩乳房可以促进乳房局部血液循环，让发育中的乳房得以放松。但是，你也要警惕那些容易伤害乳房的"民间偏方"。

姥姥叮嘱怀孕的外孙女晓晶，一定要定期按摩乳房，姥姥那会儿的传统做法是使用梳子刮，才能让乳腺通畅，产后奶水就会特别多。姥姥告诉她，这方法特别有效，她们那代人都是这么做的。

刚开始用梳子刮的时候晓晶觉得有点不舒服，使用梳子来回刮乳房有时还是挺疼的，尤其是在怀孕前期乳房胀痛感明显的那段时间，时间长了慢慢也就习惯了。

产检的时候，细心的医生发现晓晶

的乳房表面有不同程度的皮下淤血，问她怎么回事，晓晶不好意思地说是自己想产后奶多点用梳子刮的。医生听了又好气，又好笑。

她告诉晓晶 "木梳法"①虽然有一定作用，但不是像她这样用梳子胡乱刮乳房，这样不仅对泌乳没有帮助也对乳房的伤害很大。

不少准妈妈会像晓晶那样采用一些 "偏方" 来刺激乳房达到顺利实现产后母乳亲喂的目的。孕期乳腺发育是自然的过程，主要受内在激素控制，只要保持身体良好的状态，乳腺肯定会为未来的哺乳做好 "准备"，在宝宝的吸吮刺激下实现顺畅泌乳。这与外在的按摩关系不大。孕期乳房按摩主要是考虑乳房发育过程中会产生酸、胀、疼痛等诸多不适，按摩是

为了缓解孕期乳房的多种不适，与产后哺乳成功并无绝对联系。

（一）孕期乳房按摩方法

在乳房没有胀痛的情况下，使用温热的毛巾对整个乳房进行热敷，温度以皮肤可以接受的温热舒适为宜，切勿过烫，每次反复外敷3～5分钟即可。

乳房按摩正确的方法（如图1-4）。按摩时手指尽量深压、轻揉，避免过度用力。通常乳房外侧会有更为明显的酸胀疼痛，可以反复按揉直至乳房舒适放松。

乳房按摩在孕中期开始即可，如孕早期乳腺增生带来不适，可以在洗澡时针对疼痛区域做温和地按摩，但在孕足月前应避免对乳头持续强烈刺激（孕足月后刻意按摩乳头可能引起催产反应）。若已知胎位不正、脐带绕颈等对顺产不利的因素存在，更要避免！

---

① 木梳法。中医关于哺乳的传统理论，及世界卫生组织关于母乳哺育的指导中，都曾提到 "木梳法"。其目的是把木梳作为按摩工具，在乳汁较少或出现淤积时，针对性地进行按摩。具体操作时，应一手托起乳房，另一手持木梳，由乳房远端至乳晕方向，深而轻柔地梳。每次在乳房同一部位连续梳10～15下或感觉有乳汁明显下行的感觉即可。使用木梳法之前，最好先温热外敷或用有疏通作用的药物外洗，在木梳法后及时哺乳或排乳，能够增加疏通的效果。过程中要避免在局部如刮痧般大力搓摩，不但不能帮助乳腺疏通，反而会造成局部皮肤破损，以及加重局部水肿。——编者注

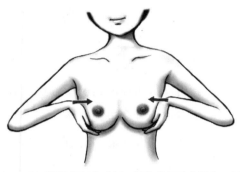

双手拇指与四指分开，拇指位于乳房外上，四指并拢放在乳房下方，双手轻握住乳房外侧，向内稍用力挤压，使下垂或外扩的乳房复位。

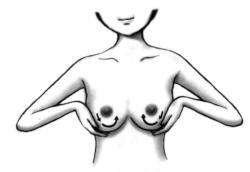

以"乳房外侧—乳房下方—乳房内侧"的顺序，以双手掌心做"U"字形快速摩擦，使局部发热，增加血液循环。

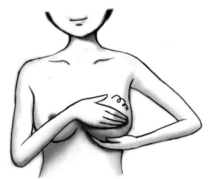

一手从乳房根部托起乳房，另一只手以手指指腹，在乳房疼痛的局部深压螺旋式按摩（力度以舒适为宜）。先外侧，后下方。

图1-4　乳房按摩示意图

（二）孕期乳房按摩注意

乳房按摩对乳腺腺体发育影响有限，对产后奶量也无绝对影响。无论是否按摩，乳腺都在自然发育。建议准妈妈产后尽早开始哺乳，并学会针对自己乳房条件的哺乳技巧，才是保证哺乳成功及奶量充足的关键。你可以在本书第二章中找到相关内容。从孕期直至整个哺乳期请温柔地对待乳房。任何疼痛式的按摩经实践证明，其伤害性远大于正向作用。民间流传的用梳子乱刮、热毛巾烫、滚筒式大力揉捏、大拇指用力推搓等方法都不靠谱。不论何种方法，如果你在按摩时感觉乳房疼痛不适应立即停止。

　　孕期尤其孕晚期按摩时引发初乳流出，甚至出现宫缩，这表明你可能按摩过度了，请即刻停止。

　　到了孕中晚期，准妈妈的脊柱被拉扯变形会导致背部不适，及身体循环不畅，也会引起乳房的不适。采取放松性的肩、背部按摩，除了缓解脊柱压力，也对改善乳房不适有极好的帮助。

三、引产后乳房也需要呵护

　　有些孕12周后的准妈妈，因种种原因遗憾地进行了引产。在引产几天后，常常出现胸部胀痛感明显，同时伴有乳房局部出现肿块，部分引产女性甚至可以看到乳汁流出……这些都是乳房胀奶的表现。

　　因怀孕期间的激素影响，乳腺开始为产后哺乳做准备而再次发育，如在这之后进行引产，通常乳腺中已经有初乳的存在。在引产后，随着孕激素急速下降，泌乳素迅速升高等激素相互作用，引产女性通常会感到乳房有胀痛感，或有乳汁流出。这都是正常的生理现象，不必太担心。当你因为乳房胀痛不适时，掌握正确的处理方法及时调整生活方式即可很快恢复。

　　引产后，除了子宫需要时间恢复之外，乳房也同样需要关注与呵护！① 随激素作用影响，引产女性通常会感到乳房有胀痛感，或见有乳汁流出。这是正常的生理现象。② 遵照医嘱服用回奶药物或选择有回奶作用的食疗方法。③ 如遇乳房肿胀不适，可及时在乳房胀痛位置上采取冷敷处理。通常可以用凉水洗过的毛巾或用卷心菜叶外敷。如持续冷敷未能缓解乳房的不适，请向受过泌乳相关专业训练的医护人员求助，并学习如何适度排出乳汁减轻乳房胀痛不适。④ 引产后的乳房处于充盈状态，受挤压刺激便可能开始泌乳"工作"，因此尽量避免大力揉捏乳房，减少乳房受到不必要的伤害。⑤ 不必追求挤空乳汁的效果，在激素及持续乳汁移出的作用下，乳腺会循环地做产奶的"工作"。避免过度移出乳汁，以免乳房产生泌乳的"错觉"。尽量减少刺激或不刺激乳房，几天之后乳汁便不再生产并逐渐被身体吸收。⑥ 饮食清淡，不要过量进补，注意休养。⑦ 小产后合理安排生活，疏导产后情绪。

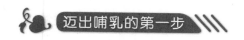

第二章　如何哺乳，产后才知道就太晚了

伴随着瓜熟蒂落的分娩过程结束，此时，新生宝宝最希望得到妈妈安定的怀抱和温热甘甜的乳汁滋养。在本章中，我们将细致详实地描绘出新妈妈产后经历的种种关于母乳哺育的实际场景，你可以清晰地了解在产后哺乳初期可能会遇到的问题及可以采取的应对措施，让你和家人淡定地迎接小宝贝的到来，并赠与宝宝最好的"见面礼"——妈妈的乳汁。

第一节　乳汁什么时候才会来？

一、产后乳汁是怎么来的？

小丽生宝宝后，家人急着想办法帮忙下奶。猪蹄汤、鸽子汤、鲫鱼汤……各种下奶汤喝下去了新妈妈乳房就是"没有奶"。每次小丽忙手忙脚地给宝宝喂奶，可宝宝吸两口就"哇哇"地大哭。无论小丽怎么努力地塞乳头，宝宝就是无法学会自己吃奶。这位新妈妈又试着自己挤奶，根本挤不出，她哭着打电话向哺乳指导寻求帮助。

哺乳指导先检查了小丽的乳房。新妈妈的乳房内侧较柔软，乳房外侧尤其是靠近腋下部位明显肿胀，触摸会有轻微痛感。哺乳指导先按摩小丽肩背，让她逐渐放松下来，又在小丽的乳房上用手模拟宝宝的吸吮节奏轻柔地尝试挤奶，几分钟后已经可以看到一滴滴金黄的初乳。

哺乳指导告诉小丽，其实她的乳房状态很好。新生儿最初的需求很少，这些初乳对他来说无论营养还是量都是够的。主要是新妈妈太急于照顾好宝宝，可又哺乳经验不足导致哺乳时姿势不对身体僵硬，又强行塞乳逼迫宝宝吃奶……种种情况使宝宝备受挫折学不会吸吮，从而拒绝在妈妈乳房上吃母乳。哺乳指导帮小丽调整好抱宝宝的姿势，当宝宝出现觅乳反射，她又教妈妈恰当地给予回应，这一次宝宝衔乳非常顺利，经过了约20分钟的尝试，宝宝已经吸吮得很好了。

针对这位新妈妈的情况，哺乳指导建议她：① 产后初期不要立即进补油腻的下奶汤水，应以膳食纤维高的五谷杂粮、易于消化的粥搭配应季蔬菜为主，过早喝猪蹄汤、鱼汤可能会产生乳房肿胀的情况。② 学习正确的哺乳技巧。乳汁产生的量取决于宝宝有效吸吮的时间和次数，24小时内频繁哺乳8～12次或者更多。③ 观察新生儿的大小便、睡眠、情绪状态等情况，这些都是可以用来评估新妈妈的母乳是否足够的标准。④ 如果因最初哺乳不及时而发生生理性乳房肿胀，可以采用冷敷处理，并让宝宝配合频繁地吃奶。

你是否也遇到过类似境遇？分娩后全家人都忙着准备各种"下奶"食谱，然后等着你"下奶"喂宝宝？可是，奶水什么时候会来？怎么知道奶水已经来了？

在第一章里我们提到，怀孕后准妈妈体内激素水平就已经开始改变，乳房腺体再次发育，以满足产后乳房制造乳汁的需要。产后，泌乳素、催产素急剧升高，乳房开始"工作"——制造乳汁。当宝宝开始吸吮时，催产素水平达到峰值，乳汁增量排出。

在乳房"工作"的过程中，每次宝宝吸吮都会刺激乳头上的感觉神经，这些神经携带信息至脑垂体使其分泌泌乳素，泌乳素刺激乳房中的乳腺细胞分泌乳汁。泌乳素在宝宝吸吮的刺激下开始"工作"——"指挥"乳腺细胞制造乳汁供宝宝下一餐食用。也就是说，乳房下一餐"生产"多少，取决于宝宝这餐吃了多少！这样的信息传递使得你的泌乳量持续在改变。

所以，宝宝的吸吮对于妈妈生产乳汁十分重要。宝宝有效吸吮越多，乳房就会制造更多的乳汁；如果宝宝吸得少，乳房接到的"订单"少，分泌的乳汁也会少；如果宝宝完全停止吸吮，或者他从未吸吮，乳房没有得到足够的刺激，很快就会减少泌乳量。即便是双胞胎妈妈，正常情况下，如果两个宝宝都是母乳哺育，妈妈的乳房也会"生产"充足的乳汁，供两个宝宝食用。一些新妈妈担心宝宝吃不饱，中断一餐想让乳房"攒攒"，这可不是什么好办法，只会让乳房增加堵塞的风险，甚至导致乳汁越来越少。

简单点说，乳房的"供需原理"就是宝宝吃多少，乳房就生产多少。只是乳房产量的变化总是滞后于需求的改变的。当宝宝连续数日频繁有力地吸吮乳房，妈妈也总担心柔软如空袋子的乳房没有足够的奶，可是之后的某一天，乳房会因为拉长了某次的哺乳间隔时间，而突然有胀痛感。很多新妈妈并不是非常清楚乳房这个泌乳的"秘密"，她们总是想要依靠定时喂奶，或给乳房足够时间"攒奶"。这样做的结果是，数日后乳房会越来越难以胀满。

除了泌乳素的作用，与乳汁分泌相关的另一种激素——催产素也在工作，催产素促使已生成的乳汁经由输乳管流向乳头并排出。

有时候，新妈妈忧虑的心情、焦急的想法和疼痛的感觉都会影响催产素的分泌。当催产素反射不顺畅时，宝宝可能不易获得乳汁。看起来好像是乳房没有"生产"乳汁，实际上乳房一直在"生产"，只是乳汁流出不够顺畅而已。

如果你希望产后乳汁增多，最好的办法是增加宝宝有效吸吮的时间和次数，同时保持产后愉悦的情绪。

二、像黄金一样珍贵的初乳

分娩后前几天的乳汁看起来"很不一样"，起初可能是透明清澈的颜色，逐渐开始偏黄而黏稠，这就是初乳！对于新生儿来说，它就像黄金一样珍贵，是新生儿完美的"第一餐"！

初乳中富含胡萝卜素，因此颜色偏黄，质地浓稠，初乳单次的量为2~20毫升不等。分泌量与哺乳次数有关，前24小时母乳平均分泌量为100毫升。而新生儿出生后24小时的胃容量只有5~7毫升，恰好与初乳的产量相当。新生儿频繁哺喂每日8~12次以上是很正常的，因为母乳易于消化。当你看到好像很费力才挤出一滴初乳的时候，别担心宝宝会吃不饱，宝宝此时胃的延展性不佳，少量多餐更适合他的需要。而且宝宝有力的吸吮远比妈妈手挤或吸奶器吸奶更能有效排出足够多的母乳。随着哺乳量增加，宝宝的胃继续发育而富有弹性。

初乳中钠、钾、氯浓度较成熟乳高；同时蛋白质、脂溶性维生素、矿物质、抗体的比例也优于成熟乳，对新生儿来说是第一剂天然的保护屏障；初乳还具有轻泻作用[1]，可以促进胎便排出，降低新生儿黄疸。另外，因新生儿的肠道发育尚未完善还不能消化很多脂肪，因此初乳中脂肪含量也较低，新生儿需通过频繁哺喂来获得足够能量，妈妈也可以通过频繁哺乳而快速提升奶量。

初乳是如此神奇，为新生儿量身定制的专属产物，千万别浪费了像黄金一样珍贵的初乳！

三、传说中的"下奶"

传说中的"下奶"，其实是初乳向成熟乳过渡，乳量明显增加，乳汁的颜色也逐渐变为乳白色的过程。

产后一些妈妈会感觉到乳房肿胀而变硬，甚至是"一夜变波霸"！乳房明显增大，沉重感增加，乳房表皮下的浅静脉更加清晰可见。在这之后的1~2天，乳房开始分泌大量乳汁，民间称之为"下奶"！不过，下奶的过程因人而异，有的新妈妈乳汁在产后3天就来了，而有些人可能要等上一周甚至更长的时间。成熟乳阶段，乳腺叶会适度膨胀，乳腺管会变得较为充盈，但乳房整体的胀硬程度取决于乳房大小、乳房的紧致程度、乳房内脂肪量多少，还有妈妈个体对于胀痛的感受与承受能力。你不觉得"胀"，并不代表你的乳房里没有充沛的乳汁。

如果产后初期宝宝吸吮频繁，那么乳汁会来得更快。几天后乳房会再度变软，但乳房泌乳量基本稳定了。如果产后初期哺乳不及时，你会感觉乳房肿胀疼痛，在本书第三章中你可以找到缓解生理性乳房肿胀的建议。

---

[1] 国际母乳会《母乳育儿全书》——编者注

四、一定要"胀得像石头一样"吗？

一些老人认为乳房"胀得像石头一样"才是下奶和有奶的标准。这其实与她们的经历有关！在我们父辈育儿的年代，几乎没有亲子同室，产后3天才真正开始母乳哺育；而现在，24小时亲子同室可以让宝宝随时获得母乳，宝宝有效吸吮越多，乳汁分泌就越多，妈妈通常也就没机会让乳房过度充盈"胀得像石头了"。时过境迁，如果再以当年的标准来判断产后妈妈有没有奶，肯定是不行的！

产后初期哺乳不及时，乳房过度胀奶还会释放一种抑制因子——FIL（Feedback Inhibitor of Lactation），这种物质会使乳腺细胞不再制造乳汁使泌乳量逐渐减少，以保护乳房，避免过度胀硬。

另外，产后乳房过度胀奶，胀硬如石的乳房根本无法让新生儿顺利地含住乳房，也增加了宝宝吸吮母乳的难度。

产后即刻开始母乳哺育，并在宝宝有效吸吮的前提下，每日至少哺乳8～12次，妈妈很少会感觉到乳胀，所以也无需通过乳房是否有胀奶的感觉来评判自己的产奶能力了。

新生儿不是大胃王！

产后头几天，乳房柔软同时分泌少量黄色的初乳，可是捏捏"好像里面又没太多东西"，这并不代表你分泌的乳汁少而是正常的生理现象。乳房尤其是乳晕柔软，有利于新生儿衔乳，这时你需要做的是频繁哺乳以建立良好的泌乳机制。

一些新妈妈根据奶粉罐上的说明描述，新生儿从起初一顿就能吃30毫升或更多，怀疑自己奶少，而对哺乳不自信。其实，只要你在产前了解了新生儿的胃容量大小，掌握正确的哺乳姿势和技巧并频繁哺乳形成产后良好的泌乳刺激，乳汁必然会越来越丰沛。

第二节　产后"三早"—— 早接触、早吸吮、早挤奶

"开奶"是产后护理相当走俏的业务之一，很多孕妈妈、新妈妈认为，必须要"催乳师"揉一揉乳汁才会来，甚至很多妈妈都是在"催乳师"服务之后才开始母乳哺育。母乳哺育真的要依赖别人的判断吗？

事实上，顺利开奶很简单——产后尽早肌肤接触、尽早吸吮，即可实现早开奶。宝宝就是你最好的"开奶师"！

第一步　早接触

新生儿出生后半小时内即与妈妈进行皮肤接触，宝宝喜欢也需要与家人一直在一起。顺产后，在室温允许的情况下尽可能让妈妈与宝宝裸露肌肤，让宝宝趴在妈妈胸前进行肌肤接触。剖宫产妈妈需要做的是避开伤口，在妈妈身体侧面放置靠枕，让宝宝斜趴在妈妈胸前。

在宝宝出生脱离母体的温暖后，及时地与妈妈皮肤直接接触可以帮助他保持皮肤的温度。此时，妈妈熟悉的心跳声、温暖的肌肤接触，对于刚刚出生的宝宝来说足以构建他最初的安全感。也许他这时还没有"妈妈"的概念，但这种肌肤相亲的感觉会深深烙印在他心里，温暖与安全便是他对这个世界最初的感悟。与此同时，早接触还会促使妈妈产生蓬勃的"母爱激素"，妈妈的乳汁会更加快速地产生。产后最初的4小时，母子亲密接触能最大程度地激发妈妈的母爱本能，让妈妈有更强烈的意愿呵护和哺喂宝宝。

在妈妈的怀抱中，与生俱来的本能会带领宝宝匍匐前进，寻觅妈妈的乳头。孕期乳头乳晕颜色变深、蒙氏腺体分泌与羊水相同的气味分泌物……这些乳房的变化为宝宝找到妈妈的乳房提供了明晰的"路标"。

宝宝的生理反射及嗅觉接收这些强烈的讯号，努力地抬头、移动自己的身体，一点点靠近目的地——妈妈的乳房。

第二步　早吸吮

当宝宝依偎在你怀抱中，细心的爸

爸妈妈会发现，此时的宝宝有吸吮自己嘴唇的动作。这是与生俱来的本能——吸吮反射；除此之外，在你点触宝宝面颊时，宝宝会有张嘴摆头找寻的动作，这个本能动作是——觅食反射。

这两种反射动作在宝宝小月龄时表现得特别强烈，随着月龄增长会慢慢消失。新生儿用这两个动作向爸爸妈妈证明——"我已经做好吸吮妈妈乳房的准备啦"。

在出生后1小时内，这两种反射会让宝宝有着旺盛的吸吮需求。这种本能的条件反射在之后的几个月里，都很可能误导家人以为妈妈奶少孩子没吃饱。在这里也提醒新妈妈莫以点触宝宝面颊激发觅食反射，作为试探宝宝是否饥饿的方法。新生儿因为脸颊被碰触，而摇晃着脑袋、张大嘴巴开始寻觅时，只是他觅食的本能被激发而已，并非完全是饥饿的表现。

当新生儿吸吮妈妈乳房时，会刺激新妈妈脑垂体分泌两种激素——泌乳素和催产素。将乳汁通过叶脉般分布的乳腺管，输送到宝宝的口中。这样宝宝就能吃到黄金般珍贵的初乳了。

吸吮除了带给宝宝食物，还给宝宝带来另一份"礼物"——自身肠道环境建立——妈妈乳房皮肤表面的需氧菌落以及乳汁中的厌氧菌，随着新生儿的吸吮与乳汁一同到达新生儿肠道，一同在宝宝肠道中构建起第一道天然屏障，降低过敏的风险，为宝宝健康打下坚实基础。

此外，新生儿的吸吮对妈妈也是有益的，因吸吮而产生的催产素会促进新妈妈子宫收缩，帮助子宫复旧，减少子宫出血，帮助妈妈的身体尽快恢复。

小星是在凌晨生产的，产后虚弱的她无暇顾及与宝宝及时实现产后"三早"。而新生儿在出生后没多久，就一直处于睡眠状态。清晨，当哺乳指导如约而至时，新妈妈和宝宝还没有彼此接触过。

面对熟睡的宝宝，哺乳指导轻柔地抱起他，慢慢打开包被，宝宝逐渐苏醒，有些不安地蠕动，发出低低的哭声。而此时新妈妈小星体力已略有恢复，哺乳指导将宝宝抱到妈妈身边，让新妈妈解开衣扣，将宝宝身体紧贴妈妈胸腹躺在一起，用被单盖好妈妈和宝宝的身体。

过了一会，奇妙的时刻到来了！宝宝停止了哭声，并开始左右摆头，小星自然地用手拢住宝宝柔软的小身体。此时宝宝像接到了妈妈的邀请，热切地寻找妈妈的乳房。哺乳指导适时地将靠枕等辅助物安置在母婴的身侧，让妈妈和宝宝更加舒适放松。

不一会儿，宝宝微张的嘴唇碰到妈妈的乳头，他张大嘴，猛一摆头，顺利地含住了妈妈的乳头及大部分乳晕。小星和宝宝终于有了属于他们的第一次亲密接触。小星一时感动得热泪盈眶。

第三步　早挤奶

当宝宝吸吮力较弱、或短暂的母婴分离时，妈妈有必要，以模拟宝宝吸吮的手挤奶方法，来保持对乳房泌乳的有效刺激，这样做对于稳定提升乳房的泌乳量更有帮助！而乳量的增加，有助于宝宝吃得更满足，降低乳头混淆的风险，当宝宝吸吮能力增强后，自然能够更好地实现按需哺喂。

学习马麦式手挤奶方法

非常用手将乳房从根部托起，常用手的拇指与并拢的示指、中指，打开呈"C"字形，相对置于乳头两侧。即拇指位于乳头上方12点方向，示指、中指并拢位于乳头下方6点方向，分别距离乳头约3厘米的地方。拇指-乳头-示中二指呈一条连线。手指先向胸腔方向深压，轻轻地向前滚动拇指，犹如盖手印一般，同时将中指的力道移向示指。之后放松手指。反复如上动作，直至乳汁排出。在这个挤奶动作中，拇指模拟宝宝的舌头，对乳房做波浪式刺激，而示指、中指则模拟宝宝上颚的刺激。挤奶过程中手指压力及用力方向的变化，旨在带动乳腺内压力变化，使乳汁顺畅排出。妈妈乳房丰满时以乳房同侧手挤奶效果更好。

当你进行手挤奶的时候不必刻意加大力度，掌握顺畅的技巧最为重要，如果方法正确不会伤害乳腺。避免手指在乳房表面滑动摩擦，造成表皮疼痛、红肿。

如何实现"三早"你可能还有的疑问

问题1 宝宝一直睡，要不要进行"三早"？"三早"及哺乳时间有限制吗？

由于新生儿在生产过程中的体力消耗，在出生后1小时里，他常常会进入睡眠状态，如果在产程中实施了药物干预，新生儿睡眠状态可能更久。因此，很多新妈妈发现，在产后24小时，宝宝好像并不喜欢吃奶只是想睡觉。

对于新生儿，不要任由他睡眠时间过长。此时的妈妈和宝宝都需要频繁地哺乳，妈妈借此建立泌乳节奏，恢复身体状态；宝宝借此以获取必要的能量。新妈妈在分娩后，可参照下面我们提供的方法实现"三早"：

● 让母婴尽可能地躺在一起，不限制妈妈与宝宝进行肌肤接触及哺喂的持续时间。

● 哺乳的单次时间也并没有固定的时长要求，但尽量控制在30分钟左右。每24小时哺乳8～12次乃至更多。

● 要注意宝宝吸吮效率，通常吸吮会花费宝宝的体力，有时宝宝可能边衔乳边睡觉。你可以通过触摸宝宝的脸颊、手、脚等部位，或者通过抚摸他、打开衣服、裸露更多的身体，来唤醒宝宝让他吸吮更有力。

● 如果宝宝吸吮力较差，为了提升泌乳量，新妈妈还可以边哺乳，边用手挤压乳房，促使乳汁顺畅排出。

● 如果宝宝无力吸吮，及时采用手挤奶方式增加刺激，这样做可以稳定提升乳房泌乳量。

问题2 实现"三早"中，家人可以帮你做什么？

尽管你们已经预想甚至预演过产后的哺乳情形，当宝宝真的来临时，常有突发情况让新手父母们措手不及，建议在产前家人要一起学会如何协助新妈妈实现"三早"的辅助手段。

● 无论选择顺产，还是剖宫产，都可以实现"三早"轻松哺乳。孕期，家人和准妈妈一起提前学习、模拟与生产方式相匹配的产床哺乳姿势。

● 分娩结束后，家人可以帮助新妈妈放松心情与身体，鼓励新妈妈尝试哺乳。在经历艰辛的分娩过程及产后激素变化的影响下，一些新妈妈情绪起伏较大，此时老公是你最适合的支持者。他的细心陪伴、他的一个拥抱、以及发自他内心的感谢语言都能化解你此时心中的情结，疏导和安抚你不安的情绪。

● 在实现"三早"时，有经验的家人可以帮忙托住宝宝，并帮助观察调整哺乳姿势。当妈妈开始哺乳后，家人多询问妈妈的感觉，并使用枕头、被子、靠垫等支撑物帮忙，避免因哺乳姿势不当产后出现腰背酸痛、颈痛头晕、尾椎骨疼痛等症状。生育宝宝，是家人增进彼此情感的最佳契机。

问题3 "三早"之后要关注什么？

关注新生儿大小便状况，以确保母乳量足够。值得注意的是，由于早产、产程中药物的使用、宝宝吸吮力或新生儿健康等因素，都有可能影响新生儿母乳的摄入量，造成大小便排泄状况出现变化，但这并不能说明新妈妈泌乳量有问题。

第三节 产后最初几天的哺乳疑问

一、产后为何没奶？

佳乐终于和她的宝宝见面了。由于产程较长身体消耗大，佳乐生完宝宝后身体非常虚弱，产后2小时佳乐开始了第一次哺乳。护士首先尝试在她的乳房上挤了挤，并没有马上挤出乳汁。小宝宝虽然一直很努力地吸吮，数次哺乳后，佳乐仍然没感觉到乳胀，乳房大小较产前也没有太大的变化，自己尝试手挤奶也没有奶水出来，佳乐很担心自己没有母乳哺育宝宝。

赶来的哺乳指导先为新生儿和产妇做了简单哺乳评估，她发现宝宝衔乳时，嘴巴张得不够大，只能含住乳头。而佳乐的乳头已经出现了轻微的鞍裂伤口。哺乳指导调整新妈妈的哺乳姿势，宝宝衔乳状况有所改善，新妈妈也明显感觉乳头乳晕处的疼痛感减轻。

在帮助佳乐哺乳的过程中，哺乳指导告诉她，初乳在孕期就已储存在妈妈体内。正常状况下在生产结束后随着泌乳素和催产素迅速升高，乳汁经由宝宝的吸吮刺激后就会从乳房排出。但是，如果产前使用硬膜外麻醉及催产素，可能导致人体内自身分泌的催产素减少，产后排出乳汁的时间受到延迟。除此外，催产素还会受身体状态和情绪所影响，因佳乐产后身体消耗较大，所以乳汁排出可能有一定延迟。

她鼓励这位新妈妈，虽然说受产程

的影响，妈妈身体分泌的催产素可能会减少，导致乳汁不容易流出来，但仍然可通过宝宝频繁的吸吮刺激诱发继续产生大量的催产素。

而且，分娩后乳房也不会马上胀起来，初乳向成熟乳过度通常需要2~7天的时间，宝宝有效吸吮刺激越多，妈妈乳房的乳量增加也会越快。

哺乳指导建议新妈妈采用尝试每隔2小时至少哺乳1次，不限定单侧哺乳时间，尽量让宝宝吸吮双侧乳房。

在宝宝频繁地吸吮刺激下，产后48小时左右，佳乐明显感觉乳房充盈了很多，对于成功哺乳她也信心满满！

产后的乳房就像是一个准备就绪的山泉，宝宝的吸吮就是打开这个山泉闸门的"钥匙"。在宝宝的吸吮刺激下乳汁会越来越多，也会越来越通畅地流出来。不过，在现实生活中，还是有很多因素影响新妈妈们产后泌乳。

（一）影响产后泌乳的因素

因素1　轻易认定没奶

产后新妈妈"挤不出多少奶"，并不表示"没有奶"，更不等于宝宝"吃不到"。初乳最初的量本来就不多，能挤出3~5毫升就非常棒了，它完全可以满足新生儿单次哺喂的全部营养需求！但如果你手挤奶的方法或位置不正确时也可能导致挤不出来。

因素2　产程中一些药物可能对泌乳产生影响

催产药物有研究表明，在硬膜外麻醉合并注射催产素后，人体分泌的催产素就会减少。另外，注射的催产素是一种非脉冲释放的催产素，可能减少泌乳反射。这种药物催产素是合成的催产素，和天然的催产素不一样，因此带来的结果也会不一样。

产妇生产时使用的止痛药（例如 Ransjo-Arvidson[1]）这种药物即使经由通过阴部神经阻断也可能导致宝宝常啼

---

[1] 原文来自国际母乳会网站"Ransjo-Arvidson，产妇生产时使用的止痛药，（即使经由通过阴部神经阻断）也可能导致宝宝更常啼哭、寻乳行为减少，和吸吮情况较差。更多研究发现，相比于未接受过任何药物麻醉所产下的宝宝，接受硬膜外麻醉的产妇所生下的宝宝，寻乳和吸吮行为均延迟且减少了。宝宝对乳房的吸吮刺激减少，也可能导致乳汁无法及时排出。"——编者注

哭、寻乳行为减少，和吸吮情况较差等不良情况。相比较那些未接受过任何药物麻醉所产下的宝宝，接受硬膜外麻醉的产妇所生下的宝宝，寻乳和吸吮行为均延迟且减少了。宝宝对乳房的吸吮刺激减少，也可能导致乳汁无法及时排出。

因素3　妈妈的身体状况

产程用时较长且过于艰难、产后出血较多，或产后虚弱的妈妈，也可能影响激素的分泌，而出现泌乳延迟现象。

因素4　宝宝的影响

如果宝宝在产后1～2小时内没有尝试哺乳，宝宝可能会因疲惫而昏睡。没有及时吸吮，宝宝对乳房的吸吮刺激减少，也会导致乳汁无法及时排出。

（二）产后顺利实现母乳哺育的建议

1. 分娩后尽早开始哺乳。保证24小时内哺乳8～12次或更多，不限定哺乳时间每次哺乳尽量让宝宝吸吮双侧乳房。

2. 学习针对自身乳房条件的哺乳技巧。你可以在本章节中学习正确的哺乳姿势、衔乳评估和哺乳技巧，在宝宝有

效吸吮刺激下，即使妈妈在产程中有药物介入，泌乳延迟的影响也会减少，乳量会明显开始增多。

3. 不要大力揉挤乳房。因大力揉挤而使乳腺损伤的案例时有发生，这可能会给你后续的哺乳带来麻烦。请向医生或专业人士求助，学习正确的乳房按摩方法，帮助乳房产生更多的乳汁。

4. 关注自己身体状况和产后可能出现的情绪变化。请家人帮忙协助照顾新生儿，保证自己能得到充分的休息。

5. 观察宝宝的大小便情况和体重变化。通过这些信息客观评估宝宝母乳摄入量。

6. 在分娩几天后，乳房都会自动开始增加乳汁的供应量，即使从来没有哺乳的妈妈在产后3～7天里也可能会有胀奶的现象。而产后频繁哺乳，则可以缓解产后生理性乳房肿胀的不适，甚至完全不会感觉到疼痛。经由初期频繁的哺乳刺激，到了产后10～14天，是很多新妈妈"收获"的时候——乳量明显增多，乳汁常会在你没有察觉的情况下流出。

二、需要提前准备配方奶吗?

相信很多准父母们在迎接宝宝到来之前,都会有收到这样的建议,"准备好奶粉,以备不时之需"。大部分的孕妇在孕晚期都会将奶瓶和配方奶作为必备的待产物品之一。真的需要这样做吗?

世界卫生组织和儿童基金会建议

● 产后1小时即开始母乳哺育。

● 生命最初6个月应进行纯母乳哺育。

● 在婴儿6个月龄时增加有足够营养和安全的补充(固体)食品,同时持续进行母乳哺育至2岁及以上。①

配方奶的大部分成分是以母乳作为参照标准。配方奶自20世纪初期发明起,就以无限接近母乳作为"黄金标准"。当科学研究不断发现母乳中新的有益成分及对宝宝的正向影响后,配方奶会继续实验添加于此成分接近的化学物质,但对于绝大多数身体健康的母婴双方来说,配方奶并非是必要的选择。

配方奶作为最主要的母乳代用品,的确有其存在的必要性。有非常小比例的宝宝及妈妈由于身体健康的原因,导致需要暂停或始终不能哺乳。我们将从母婴双方的角度来评估,何种状况实际无须放弃母乳哺育?哪些情况下需要理性选择添加配方奶喂食宝宝?

(一)常被担心但仍可继续哺育的情况

情况1 妈妈乳汁不足,产后没有及时下奶。我们在前面已经有了详尽阐述,尽早让宝宝吸吮并保持频繁地吸吮刺激是关键,通常没有干扰,母乳会更丰沛。

情况2 出生后,宝宝无法直接吸吮妈妈的乳房。如重症宝宝、身体虚弱、先天畸形、有吸吮困难或口腔异常的宝宝,或是出生后即母婴分离的宝宝。

由于这些状况,宝宝无法顺利直接吸吮妈妈的乳房,但此时妈妈的乳汁

---

① 世界卫生组织《关于婴幼儿喂养的建议》——编者注

对于宝宝来说更加重要，不可或缺。此时，我们可以在医护人员的指导下，通过胃管、杯子或汤勺等其他容器给宝宝喂食挤出来的母乳。

情况3　宝宝生理性减重、黄疸值偏高[①]、胎便排出不畅。如果是这种情况，你不妨采用增加哺乳次数、纠正哺乳姿势，关注宝宝有效吸吮效率等方式来改善。如果宝宝暂时母乳摄入不足，母乳瓶喂或添加配方奶也应作为临时补充方案，妈妈乳房的亲喂刺激仍需保持，通常大部分情况很快会有改善。

情况4　妈妈患有乙肝。宝宝出生后应即时接种免疫球蛋白和常规乙肝疫苗，并实现母乳哺育[②]。如果因此造成母婴分离，不仅对妈妈产后泌乳有着直接影响，对新妈妈和新生儿心理影响也更大。

情况5　妈妈遭遇乳腺炎。解决乳腺炎的最好办法是——将乳汁迅速移出，而非潴留。这时候选择停喂或给宝宝吃配方奶是不明智的，如遇发热甚至细菌感染。妈妈可以跟医生充分沟通后选择哺乳期的安全药物，并持续哺乳或移出乳汁，这样做能帮助妈妈很快缓解不适症状。

（二）适时、适量的配方奶协助哺育的情况

情况1　有极少数的宝宝因先天性代谢异常，不能食用母乳，或一般母乳代用品。比如宝宝患有半乳糖血症、枫糖尿病等，此时在医生评估后，需要选择特殊的配方奶喂养，才可以满足其生长发育的需求。

情况2　非常规筛查方式的实验室血糖测量证明的无症状低血糖宝宝，且通过频繁哺乳情况无改善的宝宝。

情况3　经由儿科医生评估，新生儿有明显脱水。新生儿的体重减少超过

---

① 美国儿科学会（AAP）在2004年更新了新生儿黄疸诊疗指南——编者注
② 复旦大学公共卫生安全教育部重点实验室郑英杰副教授领衔的肝炎流行病学研究团队，经一年多的研究得出明确结论：乙肝病毒携带者产妇，无论其传染性如何，均可对已常规接种过乙肝疫苗的婴儿进行母乳哺育。该项成果发表在公共卫生权威杂志伦敦《生物医学中心·公共卫生》上。——编者注

10%、高血钠、嗜睡；经过频繁哺乳、调整喂养技巧无显著效果时，需要通过适当添加配方奶，维持新生儿的健康状况。

情况4 高胆红素血症的新生儿，即使通过适合的介入，测量数值仍无明显变化，需要暂停母乳。

情况5 妈妈患有传染性结核病。妈妈在接受抗结核菌药物治疗2周后，经医生检查完全康复即可哺乳。

情况6 妈妈患水痘。当妈妈仍处在传染期时，不鼓励哺乳。待水疱结痂，经医生检查完全康复即可恢复哺乳。

情况7 妈妈因胎盘残留，产后大出血无法哺乳；或经医生确诊妈妈是原发性乳腺发育不足（比率极低），需短期内给宝宝适当添加配方奶粉。

情况8 妈妈因患有严重精神疾病、艾滋病、人类T淋巴细胞病毒感染、使用抗癌药物，或药物滥用情况，为保证新生儿健康及生长需要，需适当添加配方奶粉。

情况9 妈妈在使用放射性核素物质的药物后，按剂量的半衰期，需暂停

母乳哺育数小时或数天。

小可在孕38周时，顺产生下宝宝天天。天天因患吸入性肺炎，而转入新生儿病房监护。独自留在产科病房的小可，常常为宝宝的健康担忧。

儿科医护人员向她介绍宝宝的情况，建议小可为宝宝保留初乳，收集后可送到新生儿科病房，请护士喂给天天。

小可听从医生的建议，向护士学习正确的手挤奶方法，每2小时使用手挤奶将初乳收集到杯子中，看着那一滴滴的黄金初乳，小可备受鼓舞而越发打起精神。在天天住院期间，坚持每天几次送母乳给天天。在强大母爱和母乳滋养下，天天很快恢复，与妈妈一同出院回家了。

当出现母婴分离或暂停母乳哺育时，建议妈妈使用安全有效的方式，按宝宝需要的哺乳频率来持续移出乳汁。对于大多数健康的母婴双方，配方奶不是必需品，反而会影响母乳哺育自然的节奏。如果你希望给宝宝最好的开始和保护，母乳永远是"不二选择"！

三、我的母乳能喂饱他么？

小微剖宫产后6小时内去枕平卧不能活动，不能及时进行母乳哺育。家人因担心饿坏宝宝，每3小时添加一次配方奶。每次添加配方奶前都遵照护士的建议，先让新生儿在妈妈乳房上吸一会儿，有时2分钟，有时3分钟。起初宝宝还听话地在妈妈乳房上吸，慢慢吸不到2分钟就开始哭，家人忙着喂配方奶，直到不哭并呼呼睡着，就这样配方奶量从最初的30毫升最多加到了50毫升。

产后第5天，宝宝已经可以吃到80毫升，一觉大约睡5小时。小微开始疑惑，新生儿好像不应该喂这么多吧，那到底该喂多少？我怎么知道他（她）吃饱没有呢？

小微向哺乳指导请教。哺乳指导告诉新妈妈，新生儿出生后48小时胃容量只有7～13毫升，少量多次地哺乳更适合他尚未发育完全的胃及肠道。宝宝每次吃这么多配方奶，排尿和排便次数都非常多，已经过度喂养了。

新生宝宝在出生后吸吮需求非常强，家人可以学习更多安抚宝宝的技巧，而不是一味添加配方奶让宝宝睡觉。确认宝宝吃饱的标准并不是吃进去多少，而是排出去多少——即大小便情况。

根据目前宝宝喂养情况，哺乳指导建议这位新妈妈逐渐减少配方奶量，增加亲喂次数，配方奶量减量的同时以亲喂代替，这样下来一天至少哺乳10次。

母乳不像奶瓶，没有固定容量，也没有刻度。很多像小微一样初为人母的新妈妈在开始母乳哺育时常常疑惑，为什么刚喂完他又开始哭了？是不是没吃饱？……关于宝宝吃没吃饱，母乳够不够的话题可能从宝宝出生就贯穿整个哺乳期。

请相信大多数妈妈能够"生产"足够的乳汁哺喂宝宝，但哺喂的情形，因人、因时而异，宝宝除了吃，他还有很多需求。了解下面一些信息会对你的母乳哺育更有帮助：

● 出生后，宝宝会有各种需求，你要分清楚哪些是宝宝发出的饥饿"信号"，可以参考本章的内容。

● 吃吃睡睡是新生儿最常见的状态，一天最多只有一次睡眠时间能维持4~5小时，睡眠时长并不能判断宝宝是否吃饱。

● 宝宝有时吃将近1个小时，有时只是少量喝点"点心"。就像成人，如果上一顿吃得太饱，在困倦的状态下，几乎没有运动，热量也会消耗得少，这样下一顿就有可能吃得少。

● 乳房的胀奶程度和柔软程度不会永远保持一致，随着你哺乳时间间隔变化、宝宝月龄的增长，乳房的状态也会有很大差异。因此，乳房柔软时也并不表示宝宝吸不到你足够的乳汁。

● 有些宝宝吃得快，有些则吃得慢，哺乳时间长短与母婴的习惯、宝宝的气质、吸吮力度相关。

● 不要"看着时钟"哺乳，宝宝也不会依照钟点来决定何时需要妈妈！

从图2-1来看一下宝宝在出生后胃容量的变化趋势。

出生后	1~2天	3~6天	7天~6个月	6个月~1年	成人
胃容量	豌豆	葡萄	草莓	西柚	小号白兰瓜
	7~13毫升	30~60毫升	60~90毫升	90~480毫升	950毫升

    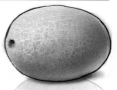

如图所示，新生儿最初几天的胃只有豌豆大小，因此最初的需求并不多，经过频繁地哺乳，宝宝的胃逐渐富有弹性长大，母乳的量也随着婴儿胃的增长而越来越多。

图2-1 宝宝出生后胃容量变化图

哺乳妈妈每日乳汁的产量会随着新生儿胃容量的变化逐渐增加。新生儿的胃容量在出生头2天非常小，比如一个出生3000克的新生儿，第一日的胃容量约6毫升，第二日约12毫升。而新妈妈初乳分泌量平均为30~100毫升/24小时。如果宝宝在出生后频繁吸吮，到第五日时泌乳量可增加到约500毫升/天。足够的母乳使得新生儿体重迅速回升成为可能。

新生儿因其胃容量小，适合少量多次哺乳，而此时妈妈的乳房较软，宝宝衔乳也比较容易。在无其他干扰的情况下，随着频繁地吸吮刺激，妈妈乳汁会越来越多，在产后3～7天逐渐跟随宝宝的胃容量发生变化。

值得注意的是，新生儿的体重与胃容量并无直接关系，体重大的宝宝与体重小的宝宝胃容量相差不大。体重大的宝宝，并非胃口大，相反，有些体重大的宝宝在出生后的5天里会比体重轻的宝宝吃得少。

如果产后过早并过多的添加配方奶，可能导致宝宝被"过度喂养"，同时宝宝在妈妈乳房上的吸吮刺激减少，造成母乳分泌不足，由此哺乳妈妈会对自己哺乳能力产生质疑，添加更多的配方奶。很多新妈妈已经发现，即使不停地给宝宝添加配方奶，也不一定能使宝宝停止哭闹。

这些"母乳不足"的表现，都不"靠谱"！

宝宝所表现出来的"母乳不足"
● 宝宝哭得比家人预期多，且常常不好哄。
● 宝宝想吃奶的时间超过新妈妈可以哺乳的时间，表现为他总是要吃。
● 宝宝每次都吃很久，乳房此时也许早已软了下来。
● 宝宝吃母乳时烦躁，或抗拒母乳。
● 添加配方奶后，宝宝睡眠时间较长；而母乳哺育后，宝宝睡得较轻，时间也较短。

新妈妈常有的"母乳不足"的感觉
● 我的乳房没有胀奶的感觉。
● 我的乳房比以前软。
● 我感觉不到乳房的"奶阵"。
● 我从来不漏奶（又或者我还没来得及喂，奶就漏没了）。

（一）如何评估他吃饱了？

这个问题的重点应放在宝宝是否吃够，而非吃了多少。客观的评价标准无二——大小便和体重变化！

了解宝宝的大小便情况见表2-1

表2-1　宝宝出生后大小便情况

时间	24小时内小便/（次）	24小时内大便/（次）	特殊说明
出生后1天	1	1次，最初是黑色的胎便	
出生后2天	2	2	
出生后3天	3	3	
出生后4天	4	3	
出生后5天	5	3次，且胎便排净	
出生后6天及4周	≥6次，尿的颜色是清的，或颜色很浅。如果尿的颜色很深或结晶尿，说明宝宝摄入的母乳不够	3～8次，绿便或泡沫便都是正常的，不能表明母乳不足	如果宝宝夏天尿的颜色很深，要结合室温、湿度及宝宝衣物量等因素考虑
出生后4周以上至未添加辅食	≥6次，如果宝宝使用尿片，则等同于4～5片沉甸甸的尿片。这些次数仅表示纯母乳哺育下未添加水、果汁等情况下	宝宝出现个体差异。有些宝宝维持一天数次便，有些则是多天1次，量大且黏稠	当宝宝多天1次大便时，观察其是否有活力、食欲是否正常 满月前多天1次大便的宝宝需评估哺乳细节以确定是否摄入不足

了解宝宝的体重变化

新生儿出生后体重会正常减轻，最多的可减轻出生体重的10%，如果有效哺乳不足，体重减轻可能会更多。产前输液多的妈妈，较可能生一个液体多的宝宝，宝宝出生后相应的体重减轻也较多。当成熟乳来临的时候，宝宝体重开始增加，在10～14天恢复至出生体重。从一开始就不限制哺乳次数及时间长短的宝宝，体重减轻较少，也较快回到出生体重。

头3个月，宝宝每月增长0.5～1千克，或每周体重增长至少125克。这些体重增长的数字都表明他摄入母乳是足够的。你可以定时给宝宝称体重并为其绘制生长曲线图。

另外，遗传因素对体重增长的影响也不容忽视。身为父母的你，小时候的体型如何？如果你小时候是个小胖墩，那么你的宝宝也可能是个胖乎乎的小家伙，如果你的身型苗条，那么他很可能是一个瘦宝宝。在养育过程中关注宝宝的精神和发育状态，对其长期的生长评估更有益。

（二）让你感觉"母乳不足"的原因、现象和对策，见表2-2

表2-2 "母乳不足"的原因、现象和对策

原因	现象	对策
哺乳次数不够	1.一天哺乳少于5~6次 2.限制哺乳次数，如固定时间哺乳 3.宝宝嗜睡，不爱吃奶	1.密集哺乳，在短时间内哺乳多次 2.了解宝宝也会为其他原因要喝奶。如：亲密感、舒适感、安全感的需要 3.如果宝宝主动要求的吃奶次数不多，应至少每3小时哺乳1次
宝宝吸吮妈妈乳房的时间不够久	1.有些宝宝吸吮了几秒后就睡着了 2.宝宝吸吮时间不长，过不了多久他又饿醒了，让妈妈误以为自己的乳汁不够	1.确认宝宝衔乳是否正确，吸吮是否有效，妈妈一侧乳房至少吸5~10分钟 2.哺乳时，宝宝和妈妈不要穿太多衣服，如果吃奶时宝宝睡着，轻抚或撤出乳头唤醒宝宝
宝宝没有吃到足够的后奶	妈妈可能只让宝宝吸吮5分钟甚至更少时间，就将他抱离乳房或换边。进食慢的宝宝可能没有吃到足够的乳汁，尤其是含有较多脂肪的后奶。他可能看起来常常吃奶，但体重增加不好	1.有些进食较慢的宝宝，可能要花20~30分钟或更长时间吃奶 2.你感觉一侧乳房柔软后再换边 3.哺乳时你用手挤压乳房，让宝宝吃到更多的后奶
妈妈太早添加其他食物	1.有些妈妈很早给宝宝添加配方奶粉、果汁、水等，这些食物填满了宝宝的胃，他对母乳的需求自然也会减少 2.宝宝吃了配方奶，他可能会睡得久，也不会那么快醒来，很多妈妈误认为她的乳汁不够，需要给宝宝添加其他食物才能让他吃饱	母乳在婴儿胃排空时间约为2小时，配方奶较母乳消化的时间长，因此喂食配方奶的宝宝比母乳哺育的宝宝睡得时间长，吃母乳的宝宝可能表现为较常饿，妈妈根据宝宝的体重增长情况来判断他是否吃到了足够的母乳

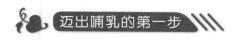

续表

原因	现象	对策
宝宝吸吮无力或有问题	宝宝吸吮的方式不对，没有有效地吸出乳汁，乳房没有得到足够的刺激，乳汁分泌逐渐减少	1.检查宝宝舌系带是否正常，如因舌系带短导致哺乳疼痛或衔乳不良，请医生评估是否需要帮宝宝作纠正 2.请向受过泌乳专业训练的医护人员学习帮助改善宝宝衔乳技巧，及针对自己乳房条件的哺乳姿势
妈妈感觉不到"奶阵"	1.当哺乳妈妈得不到家人的支持会感到焦虑、迷茫……这些负面的心理或感觉会抑制乳房喷乳反射，乳汁可能流出不顺 2.妈妈可能感觉不敏感，一直分辨不出自己是否有"奶阵"	1.如果你觉得自己的乳房有挤压、酥麻或紧的感觉，或是哺乳一侧乳房时另一侧乳房开始漏奶以及宝宝的吞咽动作突然增加，这表示喷乳反射在进行 2.即使没有，也并不表明乳房泌乳有问题，宝宝的大小便情况才能真正说明母乳的摄入情况。宝宝有吞咽动作说明他吃到了母乳 3.哺乳时以放松的姿势坐着，在哺乳前喝杯热水，对哺乳妈妈可能有帮助 4.检查宝宝的衔乳姿势，减少哺乳过程中的疼痛
妈妈缺乏自信	不相信自己的哺乳能力，或是家人及朋友鼓励其用配方奶喂食	1.尊重妈妈的意愿，如果妈妈愿意哺乳，不妨一试。试了之后再通过宝宝的表现评估母乳是否充足 2.争取家人的支持
妈妈营养不良	中度营养不良的妈妈仍可制造足够的乳汁，严重营养不良的妈妈可能乳汁量较少且所含脂肪少，也可能会因此消耗妈妈体内的脂肪	即使是非洲的贫困地区，妈妈也能产生足够的乳汁，因身体原因不能哺乳的妈妈不到1%
宝宝大便不好	1.宝宝拉绿便，被认为是"饥饿便" 2.宝宝拉泡沫便 3.宝宝大便较稀	1.不能通过大便的性状判断母乳是否充足 2.绿便、泡沫便、稀便都是母乳宝宝可能有的正常大便。当宝宝精神状态良好、体重增长正常，表明他母乳摄取是足够的 3.如果宝宝持续拉绿便，可能与其肠道蠕动过快，或妈妈换边太频繁有关，可以尝试将一侧乳房喂软后再换边改善

原因	现象	对策
宝宝哭闹	1.吃母乳后还是哭，吃了奶粉就不哭了 2.母乳亲喂时，边吃边抗拒并哭闹 3.清晨或黄昏时哭闹猛烈，涨红脸、闭着眼、挺着肚子不停蹬腿、哭闹，妈妈哺乳也不行 4.必须抱着睡，否则很容易醒来哭	宝宝哭闹，大多不是因为饥饿的原因。妈妈要细致观察宝宝是否身体不舒服，如腹胀气、呛奶，或是闹觉、太热、抱得姿势不舒服等情况。让宝宝舒服了，哺乳自然就容易了。如果总是用奶瓶来堵宝宝的嘴，难免会造成过度喂养或是乳头混淆

四、我有没有过度喂养?

宝宝通常吸吮需求偏高，奶瓶喂养出奶容易往往满足宝宝的口欲后，也造成了婴儿吃得过饱的情况，也就是常说的过度喂养。过度喂养会给妈妈的乳房健康、宝宝的生长发育带来一系列的不良影响。在养育宝宝之初，新手父母需要注意避免。

而母乳亲喂的宝宝，通常不用担心过度喂养这个问题。哺乳时，宝宝吃到的每一滴乳汁，都是由宝宝张大嘴含住妈妈的乳头及大部分乳晕，用力吸吮得来的，而非被动填喂进去。宝宝更能主动控制吸吮、吞咽的节奏，获得所需的乳汁。

当然，有一些母乳亲喂的宝宝会因为吸吮需求而频繁吃奶，出现进食过多或吐奶的现象，但随着他的生长发育，吸吮需求逐渐降低，吸吮的效率逐渐增强，要求哺乳的次数也会逐渐减少。等到宝宝坐、爬等大运动逐渐发展后，体重增长的速率会放缓，如果宝宝前几个月体重增长过快，在此时也许还会有体重不增或有负增长的情况，这些都是宝宝正常的成长现象。

最常见的诱发过度喂养的原因是奶瓶哺喂时宝宝一直在吸吮，无论你冲调多少配方奶，宝宝都能吃进去，胃口好像从未被满足；或是宝宝不停哭闹，全家人以为这是宝宝饥饿的表现，不停添加瓶喂的量，直到他"饱足而睡"。

宝宝喂食奶瓶时，每次吸吮都会带来瓶中乳汁快速流出，吞咽动作会形成新的负压，让更多的奶流进口腔，宝宝自身无法控制奶瓶的流速，就会用更急、更快地吸吮吞咽来保证自己不被呛到，同时耗费大量体能去消化过量进食的乳汁，过度喂养由此产生。细心的妈妈常常发现，用奶瓶使宝宝停止哭泣，效果只是暂时的，没过多久宝宝又会开始哭闹，从而陷入哭闹—加奶瓶—奶粉加量的恶性循环当中。

长期过度喂养会对宝宝的生长发育产生负面影响，这就如同成人长期暴饮暴食，肠胃负荷加重。过度喂养会增加宝宝肥胖或其他内脏疾病的隐患。

过度喂养也同样对妈妈乳房有着不良的影响，由于过度喂养，宝宝吸吮妈妈乳房时间减少；或者，有些宝宝因为更加偏好奶瓶的流速与进食习惯，而缺乏对母乳亲喂的依赖与兴趣，亲哺时，很难形成有效吸吮。一旦妈妈的乳房接受的"订单"不多，乳房就会认为宝宝并不需要更多乳汁，开始减少产量来配合宝宝的需求。另外，宝宝没有有效吸吮妈妈的乳房，使得乳房内乳汁移出不畅，乳管长期扩张，乳房不适感增加，导致乳汁淤积症状频发。

如果你已经发现宝宝过度喂养了，可以尝试采取以下的方法进行调整：

1. 学习了解宝宝的真正需求，学会判断宝宝是否真的是因饥饿而哭闹。在本章第四节中有详细讲解。

2. 学习母乳亲喂的技巧。哺乳时观察宝宝衔乳口型是否正确，你的哺乳姿势是否舒适，这些细节可以帮你提升宝宝吃奶时的吸吮效率。在增加母乳亲喂次数和增长亲喂时间的同时，结合宝宝的生长发育情况，逐渐减少他过度喂食的配方奶量。

3. 如果宝宝对母乳亲喂没有兴趣，妈妈可适当增加与宝宝在一起的时间。照料宝宝的日常生活，并增加亲子活动内容，与宝宝建立起互相信任的稳固的亲子关系，让宝宝爱上妈妈，继而"回到"妈妈的乳房上。你也可以尝试与宝宝多肌肤接触，唤回宝宝对乳房的"安全感"和"依赖"。

五、宝宝乳头混淆怎么办？

有些妈妈在提到母乳哺育失败的原因时会说，宝宝不愿意吸妈妈乳房，只愿意吃奶瓶。宝宝不喜欢在妈妈的乳房上吃奶，这让哺乳妈妈很有挫败感，于是母乳亲喂的次数越来越少，到最后你也许选择断奶，也许从此过上了吸奶器吸出来瓶喂的日子。

这种情况在混合喂养的宝宝中比较多见，原因很简单——乳头混淆，也可以叫做乳头错觉。大多是因为新生宝宝吸吮母亲乳房之前已经习惯了吸吮奶瓶，或者家人频繁使用奶瓶喂宝宝，致使他不会吸吮或不愿吸吮母乳的现象。

之所以叫"混淆"，是吸吮母乳和吸吮奶瓶的口腔动作，从衔乳到吸吮的"技巧"是不同的，宝宝习惯了奶瓶的吸吮方式之后，在吸吮母乳时就产生了"技巧"上的混淆。吸吮奶嘴只要舌头抵住奶嘴，嘴巴轻轻一吸，奶瓶里的奶水就会因为嘴巴里的负压而流出。而吸吮母乳时需要宝宝伸长舌头充分裹住乳头和较多的乳晕，以舌头与上下颌配合有节奏的挤压乳房，并进行吸吮，才能更好地获得乳汁。

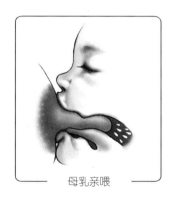
母乳亲喂

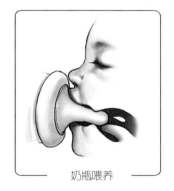
奶瓶喂养

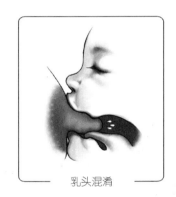
乳头混淆

图2-2 宝宝吸吮图

从图2-2中，我们可以看出宝宝吸吮妈妈乳房时需要张大嘴巴，舌头会将可拉伸的乳头和乳晕部位裹住，向上颌方向挤压，同时舌头像波浪一样有节奏地由前向后运动，配合有力吸吮，乳汁就从乳头里出来了。因为乳头在口腔深处，不会受到挤压，你也就不会疼痛。

而吸吮奶嘴的宝宝，压根不需要使用如此复杂的吮吸方式，宝宝只需要用舌尖抵住奶嘴前段，配合上下颌挤压奶嘴，就可以很轻松地吃到奶。

当宝宝总是能够很容易从奶瓶中轻松、顺畅地吃到奶，而在母乳亲喂时，因"技巧"不娴熟吸不出母乳时，他就很可能会选择相对容易的瓶喂的吮吸方式而抗拒母乳亲喂。

宝宝出生13天，就不肯再吃母乳了，这让新妈妈璐璐很郁闷。

哺乳指导了解到，原来家人为了让妈妈好好坐月子，宝宝基本都是外婆带的，白天母乳亲喂，晚上采用瓶喂。

哺乳指导先检查了璐璐的乳房，发现并没有什么问题，乳房充盈挺实。她认为，宝宝不吃母乳很可能是由于乳头混淆导致的。

哺乳指导建议新妈妈和宝宝先来做一个很有意思的互动。此时室内很温暖，她轻轻地帮宝宝把衣服脱掉，只留下纸尿裤，让宝宝趴在新妈妈的双乳之间，用一块小纱巾盖在宝宝的背上。

刚开始宝宝有些不适应，哺乳指导让新妈妈不断抚摸宝宝的背部，用语言鼓励宝宝"你是妈妈最爱的宝贝。妈妈

爱你，你要加油！妈妈想给你喂奶，让你在妈妈怀里幸福地吃奶！"

一开始新妈妈的动作有些僵硬，宝宝也不是很配合，开始哭了。这让新妈妈更紧张了，哺乳指导鼓励她继续和宝宝说话，并且不断地抚摸宝宝的身体。慢慢地，宝宝逐渐平静了下来，过了一会宝宝开始在妈妈胸前探索，像小鸡啄米一样在乳房上不断地点头，并且移动身体去寻找什么，小嘴巴一张一合的，舌头时不时吐出来舔一舔。璐璐觉得好惊奇，哺乳指导告诉璐璐，小宝宝已经开始进入自主寻乳的状态了。

哺乳指导让璐璐继续鼓励宝宝，和宝宝说话，"宝宝加油哦！妈妈的'奶奶'就在前面了。""宝宝加油再往前面一点！""你做得很棒哦！很快就要找到了！"

只见小家伙手脚并用，不断地向璐璐的左侧乳房挪动。在这期间，哺乳指导让璐璐用手稍微协助宝宝，继续坚持温柔地抚摸和语言鼓励。大概经历了20多分钟的努力之后，小家伙终于自己一口含上了璐璐的乳房。当时璐璐全身紧张了一下，但是随即很惊喜地说："这

次好像没有之前那么疼了。"

哺乳指导教新妈妈学会观察宝宝的嘴巴，发现宝宝的下嘴唇外翻得不是那么明显，哺乳指导让妈妈用手指轻轻按在宝宝下巴上，轻轻地往下按拉了一下，宝宝的下嘴唇很标准地外翻了出来，就像鱼嘴一样。

哺乳指导告诉璐璐，现在宝宝的吃奶姿势非常好，下嘴唇外翻，嘴巴也张得足够大，这样宝宝在吃奶时，就不会让妈妈感觉乳头疼痛。璐璐这才恍然大悟，以前宝宝吃奶，因为自己过于着急，把乳房往宝宝嘴里塞，使得宝宝的嘴唇都是内含着的，当宝宝刚衔入乳头时，她会觉得很痛。

在璐璐的哺乳案例中混合喂养的宝宝不论吸吮奶嘴还是衔含妈妈的乳头，嘴巴都不会张得很大，因此，在母乳亲喂时，宝宝的舌头不能很好地裹住妈妈的乳头，妈妈会感觉到乳头异常疼痛。宝宝这种错误的吮吸乳头的方式，通常并不能很好地吃到乳汁，妈妈也会感觉很痛。彼此不能很好地配合，哺乳这个事情就无法顺利地完成。

虽然乳头混淆是与两种不同的吮吸方式有关，但纠正乳头混淆需要从修复母婴的亲子关系开始。

1. 乳头混淆的宝宝通常和妈妈的亲子关系也会出现问题，可以按照案例中的方式先进行皮肤接触，改善母子（女）关系。在生活中，妈妈需要多一些时间来和宝宝互动，这是维护良好亲子关系的基础。

2. 纠正乳头混淆的哺乳姿势通常是半躺式哺乳。在家里可以使用靠枕，让妈妈舒适地半仰躺在床上。

3. 纠正宝宝乳头混淆通常都需要一段时间耐心尝试，刚开始也许会失败，不要强迫宝宝一次就接受。越强迫宝宝越会觉得在妈妈身上吃奶是痛苦的，就越是增加了纠正的难度。我们可以反复尝试，多多鼓励宝宝，当宝宝有过一次成功的体验之后就会吃得越来越好。如果发现宝宝嘴巴张得不够大，可以尝试轻轻按拉宝宝的下巴让他的下嘴唇外翻。

4. 宝宝如果反复尝试之后衔乳姿势仍然不好，可以配合做口腔按压训练（妈妈洗净双手，示指伸入宝宝口腔中对宝宝的舌面及两颊分别进行有节奏的按压，引导宝宝随着按压进行吸吮，并逐渐放松口腔，使舌头能伸得更长），来帮助宝宝纠正衔乳。

5. 如果宝宝一开始吮吸的效率不高，或者因为母乳亲喂时吃不到太多的奶而感到挫败。妈妈可以尝试哺乳时用手适当按压乳房，帮助奶水更多地进入宝宝口中。

6. 不要在宝宝特别饿的时候纠正

乳头混淆，宝宝会因为饥饿而缺乏学习的耐心！选择在宝宝刚睡醒的时候，似醒未醒的时候，或者不太饿的时候进行母乳亲喂的尝试，这样纠正的成功概率会更高。

> 提醒：宝宝不正确的吮吸方式容易造成妈妈乳头受伤，乳头混淆也可能会带来乳头皲裂。

乳头保护罩是否能纠正乳头混淆？

或许周围有人会给你这样的建议"给妈妈的乳头套个保护罩，可以帮助解决宝宝乳头混淆的问题。"从乳房健康和宝宝吸吮习惯的角度考虑，我们并不建议妈妈们轻易使用乳头保护罩，这是因为：使用了乳头保护罩之后，因为隔着一层硅胶，宝宝对乳房的吸吮刺激会大大降低，有可能导致妈妈乳房泌乳量下降。宝宝隔着乳头保护罩吃奶，效果近似于用吸奶器排奶，并不能把乳房内的乳汁充分吸出来，这会增加妈妈乳汁淤积的风险。一旦宝宝吃惯了乳头保护罩，日后如果需要戒掉，存在一定困难。

哪些情况需要使用乳头保护罩？

生活中，也会有一些比较特殊的案例。如妈妈的乳头扁平或凹陷，当宝宝已经发生了乳头混淆。宝宝吃过奶瓶再吃妈妈乳房时，吸不出母乳会有强烈的挫败感。这时候可能需要一些额外的辅助工具来帮助纠正宝宝乳头混淆，但我们的建议在专业的医护人员的评估和指导下正确使用乳头保护罩，在合适的时期帮助宝宝戒掉乳头保护罩恢复亲喂。

六、宝宝舌系带过短怎么办？

虽然很多妈妈在产后努力地学习母乳哺育，但无论怎么改善宝宝衔乳技巧或自己的哺乳姿势，哺乳的疼痛和宝宝体重增长缓慢的问题仍然没有得到有效的解决。经历了种种挫败之后，于是开始怀疑自己——"一定是我的母乳不足！"

事实上，单纯乳汁不足的妈妈少之又少！母乳哺育需要母婴双方的默契配合，但有些宝宝因为肌张力、吸吮力或是口腔结构异常等因素，也会影响母乳哺育的进程，而这些因素又常常不易被新妈妈察觉。在这些原因中，最常见的是宝宝舌系带过短。

舌系带是舌下区黏膜在中线形成的连接舌下与齿槽的一条黏膜系带。如果宝宝舌系带过紧，会导致舌头的伸展运动受到限制，舌头不能伸出口腔之外，舌尖呈"V"形或"W"形；或是向上伸时，舌面下翻而无法卷起，也不能碰触上嘴唇。哺乳时，宝宝的舌头无法自然伸展至乳晕下方，卷成凹槽，就无法形成有效吸吮。舌系带短除了可能影响哺乳外，还可能会影响宝宝日后的语言发展。

有少数新生儿有舌系带过短的现象，男婴多于女婴，有家庭遗传的倾向但并非所有舌系带过短的宝宝都会受到影响，随着宝宝长大，舌系带通常能够变松自愈，但仍约有四分之一的宝宝舌头无法做良好的伸展，不能用舌头按压妈妈的乳头和乳晕。在刚开始的母乳哺育过程中频繁出现以下问题时，你就需要考虑检查一下宝宝的舌系带。

问题1　因宝宝衔乳困难而导致新妈妈哺乳时乳头疼痛，反复出现乳头皲裂的情况。无论如何改善宝宝衔乳，都无明显好转。

问题2　因为宝宝的舌头不能伸到下牙龈以外，导致有效吸吮变得困难，可能需要长时间吸吮且频繁哺乳，妈妈因此很疲惫，宝宝也因长时间吸吮体能消耗较大。

问题3 由于有效吸吮较少，对乳房的刺激不够而吃不到足够的乳汁，宝宝体重增长也不理想。这让妈妈误以为自己的"母乳不足"！

当你发现宝宝的舌头不能伸出下牙龈，或外展至下唇处时，舌尖呈"W"形或"圆形"且在哺乳时出现了上述问题，可以请医生给宝宝的舌系带作评估，决定是否需要手术剪开舌系带，通常矫治的过程只有短短的几分钟。出生后几周内进行这个小手术，会因为舌系带较薄，更容易手术。手术完成，马上就可以开始哺乳。有些宝宝在术后，很快就能调整好吸吮的技巧，妈妈乳头疼痛明显解除。有些宝宝则需要3周左右的时间，来不断适应调整衔乳吸吮技巧。

因哺乳的习惯已形成，无论宝宝是否经过舌系带手术，都需要做必要的练习，这样才能缓解新妈妈哺乳带来的疼痛，提高哺乳效率。

芳芳的宝宝从出生起吃奶一直很卖力气，每次哺乳时间都要1小时以上，宝宝含乳时会很用力的"咬"住乳房，吸吮时也挺卖力的，只是坚持一会儿就累得睡着了。乳房也容易松脱。芳芳看到书上说要按需哺乳，每日哺乳8～12次，于是她几乎每隔1个小时就哺喂1次，一直到出了月子，这样的频率也丝毫没有改变。在哺乳中无论怎么调整哺乳姿势，改善宝宝衔乳，哺乳疼痛几乎没有减轻，芳芳的乳头一直是破了好，好了破。宝宝满月的时候体重增长并不多。

了解了妈妈宝宝的基本情况之后，哺乳指导首先检查了宝宝的舌系带，明显呈"W"形，无法伸出牙龈外，经过压舌训练也没什么改善。她建议新妈妈带宝宝去儿科检查一下舌系带看是否需要通过手术纠正。1周后，芳芳给哺乳指导打来电话，只用了几分钟就解决问题了。当宝宝再次衔乳时，她的疼痛感明显减轻了。在哺乳指导的建议下，新妈妈在宝宝术后适当做吸吮练习[①]帮助宝宝调整衔乳吸吮

[①] 吸吮练习，以妈妈手指（指端大小最接近乳头形状的）代替乳头，让宝宝练习吸吮。妈妈以手指感觉宝宝舌头外伸、卷裹及舌头波浪运动的情况，以及含住手指后是否上下颌咬合用力。以手指有节奏地按压，来帮助宝宝放松口腔，调整吸吮的节奏。——编者注

的习惯。很快芳芳开心地发现哺乳不再疼了，而且宝宝的吸吮更有效，1个月左右的时间体重明显开始增长。

七、宝宝吸吮无力怎么办?

一些宝宝，产后一直很努力地吃母乳，也没有奶瓶、奶嘴等外界干扰。衔乳、吸吮的动作看起来也很标准，但新妈妈感觉宝宝吸吮的力气比较小，而且吃不了几口就睡着了。

这样的宝宝好像没有特别饿的时候，也不怎么爱哭闹，看上去是一个"特别容易满足"的小天使。

这时，新妈妈需要警惕，你的宝宝可能存在吸吮无力的现象，如果不通过哺乳技巧改善，有可能影响宝宝的健康和生长发育。吸吮无力跟月龄关系较大，早产儿、足月小样儿，较容易出现吸吮无力的现象。

新妈妈丁丁打电话来向哺乳指导求助，说自己乳汁少，希望可以催乳。哺乳指导到她家的时候，宝宝刚好在吃奶，距离上一次吃奶时间2小时左右。

丁丁描述自己宝宝在吸奶的时候嘴唇只是象征性的动一动，奶阵来的时候快速地吞几口，紧接着又开始轻轻地吸奶，很快就睡着了。宝宝的小便平均一天在6次左右，大便每日2次，质地偏稀，出生1个月体重增长不到300克。

哺乳指导了解到丁丁的宝宝是在孕37周出生的。她等宝宝醒后又观察了他的吸吮动作，没有什么问题，只是力度很轻，对乳房的刺激明显不够，无法将乳汁有效移出。

哺乳指导建议丁丁，① 亲喂时配合宝宝的吸吮适度挤压乳房，使乳汁排出更顺利。② 除了亲喂外，新妈妈还要尝试吸奶器挤奶增加奶量，同时将挤出的奶加到奶瓶或杯中喂给宝宝，先让宝宝的体重长上来。待宝宝月龄增长，吸吮力度逐渐增强后，亲喂情况有所改善后，再尝试逐渐恢复全亲喂。

面对吸吮无力的宝宝，新妈妈尤其需要关注:

1. 早产儿或出生体重偏轻的宝宝先天"储备"不足，母乳摄入不足时难以维持生长所需。

2. 如果产后24小时内哺乳次数少于8次，一次哺乳时间少于10分钟，宝宝吸吮无力时，建议新妈妈要考虑手动挤奶的方式刺激乳房泌乳，当妈妈挤奶困难时再考虑添加其他母乳代用品。待宝宝吸吮正常后，再改为全亲喂也没问题。

3. 对于吸吮无力的宝宝，新妈妈采用橄榄球式的哺乳姿势托住宝宝的头和颈可帮助他吸奶更有效率。

4. 宝宝吸吮无力，给新妈妈带来的乳房问题会更多。当妈妈奶量如期而至，可是宝宝没有有效吸出，新妈妈可能会出现频繁的乳房淤积或乳腺炎。所以妈妈需要及时护理，保持乳腺畅通，并注意避免过度频繁"排空"乳房。

第四节　给哺乳一个良好的开始

一、轻松自在的产后哺乳姿势

"轻松"、"自在"，这两个词用在产后初期哺乳上，很多妈妈都无法相信！月子里哺乳不是很辛苦吗？的确，在产后初期，妈妈与宝宝的默契度仍需磨合，但如果你能掌握下面"哺乳三原则"，会比较顺利地度过你们的"磨合期"。

原则1　哺乳时，妈妈要选择舒适的哺乳姿势。

原则2　给宝宝适宜的支撑，让他在哺乳过程中感觉被充分有力且舒适的拥抱，与妈妈紧密相贴，满足安全感的需要。

原则3　让宝宝"主导"吸吮的过程。

根据"哺乳三原则"，你可以参照下面三条基本策略开始哺乳：

策略1　哺乳时，选择让母婴双方都感觉舒适的姿势

在哺乳过程中，需要妈妈用身体的力量抱住宝宝，一次哺乳时间也许是10分钟，也许是30分钟甚至更长时间，如果你的身体一直很疲惫，那么哺乳就变成了一件"万分辛苦"的事情。哺乳时，尽量放松你的身体，在颈后、腰、背、肘、膝处做好支撑。如果你感觉不到哺乳时哪个部位在用力，那么即使一天需要哺乳10次甚至更多次数也会觉得很轻松。

策略2　相对于妈妈哺乳姿势的变化，宝宝始终贴紧妈妈

例如躺在妈妈的手肘上，或是抱在妈妈腋下。不论哪种姿势，宝宝都能与妈妈胸腹相贴，下巴贴在妈妈乳房上，让他吃奶时感觉到轻松、舒服。

策略3　帮助宝宝衔乳

妈妈使用乳头逗引宝宝张大嘴，当宝宝张大嘴的时候，从背后轻推宝宝身体，帮助宝宝含住乳房，而非把乳头塞进宝宝嘴里，这样做可以帮助宝宝衔乳更好，减少妈妈哺乳时的乳头疼痛。

哺乳时基本姿势的要点

一直线——宝宝的耳朵、肩膀、髋关节成一直线，颈部可以自然扭转，前倾或后仰。

面对——宝宝的脸面对着妈妈的乳房，他的鼻尖对着妈妈的乳头。

贴紧靠近——宝宝胸腹部紧贴妈妈的胸腹。

支托——托住宝宝的头和肩膀，如果是新生儿，则需要支托他整个身体。

（一）侧躺式哺乳——适合产后初期的妈妈

刚刚结束分娩，新妈妈的身体较疲惫，顺产尤其是有侧切的妈妈，因伤口原因产后不能坐起，选择侧躺式哺乳是此时最好的哺乳姿势（图2-3）。

动作要点：

1. 妈妈侧身躺下来，在妈妈头下、后背、两条腿间各放一个靠垫或用哺乳枕。

2. 妈妈不再移动，请家人帮忙让宝宝以同样的侧躺位面对妈妈。此时宝宝的鼻尖正对着妈妈的乳头。注意不要让宝宝枕在妈妈手臂上，你也不需要把手臂压在自己的头部下方。你可以选择最自然的姿势将手臂打开放在枕头上，或是在宝宝头部上方几公分的位置，你可以随时从上面搂住宝宝。

不要将宝宝的下嘴唇对着妈妈乳头，这样会让宝宝非常容易地只含住

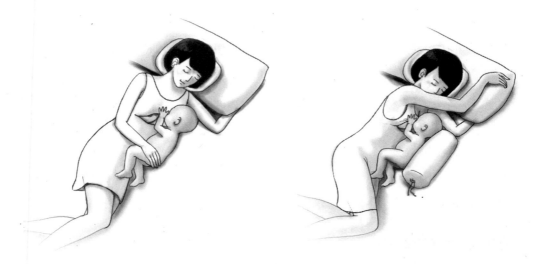

图2-3 侧躺式哺乳

乳头，哺乳时乳头很容易受伤。

3. 妈妈用手从乳房根部托起，并使用乳头逗宝宝上唇，在看到宝宝张大嘴的时候，家人帮助轻推背部，使他主动含住妈妈的乳房。妈妈用手支托乳房时，避免手指压在乳晕上；在宝宝张大嘴的时候，不要把乳头往宝宝嘴里硬塞，这样做容易让宝宝只衔住乳头，妈妈也会感觉到疼痛，乳头也容易破皮。

4. 当宝宝正确衔乳并开始吸吮时，妈妈可以用手扶住宝宝的背部，也可以在宝宝身后垫一个靠垫，避免他扭来扭

去。在哺乳过程中，不要使用"剪刀手"夹住乳头或乳晕，这样做会影响宝宝含乳。在哺乳过程中，如果你发现宝宝鼻子被堵住了，可以尝试挺胸，同时确保宝宝胸部贴紧妈妈，宝宝下巴自然贴近乳房，在不影响宝宝吸吮的情况下，使他的头自然上扬。

（二）平躺式哺乳——适合剖宫产后的妈妈

剖宫产术后，新妈妈无法按照常规姿势哺乳，可以请家人协助尝试平躺式哺乳（图2-4），保护腹部的伤口。

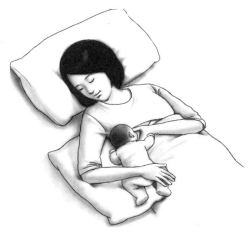

图2-4 平躺式哺乳

动作要点：

1. 妈妈平躺，此时你有可能还在输液，先从未输液的一侧开始哺乳。将一个有硬度的靠垫放置在妈妈哺乳的一侧腋下。妈妈哺乳时需要家人在床边协助。术后24小时内开始哺乳，让宝宝每次充分吸吮单侧即可，两侧乳房轮流哺喂。

2. 家人将宝宝抱给妈妈。家人一手托住宝宝颈肩，一手托住宝宝臀部。让宝宝斜趴在妈妈乳房上，这时宝宝的下半身落在准备好的靠垫上。

3. 宝宝的鼻尖对着妈妈乳头，当宝宝含乳成功并开始吸吮时，家人可以在旁边协助调整好靠枕的高度，使宝宝的头得到舒适支撑避免晃动。分娩前和家

人提前练习这个哺乳姿势。这样，在产后哺乳时你们会更加熟练。

（三）12点方向哺乳——适合剖宫产后的妈妈

12点方向哺乳姿势的要点和平躺式哺乳相同。这一姿势对家人的配合度要求较低。家人协助宝宝侧身面对妈妈，他所躺的方向正好与妈妈身体方向相反，宝宝的腿靠近妈妈的头部，脸正好面对妈妈的乳房，鼻尖对着妈妈的乳头。

这个姿势适合产后平卧时哺乳，如果妈妈是剖宫产，能较好地避免压到腹部的伤口（图2-5）。

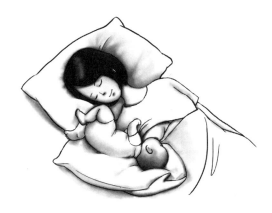

图2-5 12点方向哺乳

（四）摇篮式抱喂——适合产后可以坐姿哺乳的妈妈

这是一个哺乳基本的姿势，适合产后可以坐姿哺乳的妈妈（图2-6）。

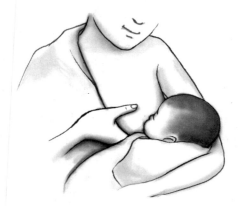

图2-6　摇篮式抱喂

动作要点：

1. 哺乳妈妈身体坐直、放松，在后背处放置靠垫让腰背部有良好的支撑，同时你还可以准备一个脚凳。

2. 抱起宝宝，使用肘部的三角区位置支撑宝宝的头部，这样宝宝的头较稳定不会晃动；同时用手搂住宝宝的臀部，此时宝宝的头、身体呈一条直线。你还可以使用哺乳枕垫在你的手臂和大腿之间帮助支撑。

3. 一手从乳房根部托住乳房，调整手臂的高度和位置，让宝宝的鼻尖对着乳头，当宝宝嘴张得很大时适时地把他向怀中搂，实现充分衔乳。

4. 发现宝宝已经开始熟练地吸吮时，你可以将托在乳房上的手移开。哺乳时，不要总盯着宝宝看，长期低头你的颈部容易酸痛。

提示1　如果在哺乳时，你感觉手臂酸痛。这表明宝宝的头部压在你小臂中间位置，你的手臂过于用力地承托他身体的重量。尝试使用手肘的三角区固定宝宝的头部，你的手臂只是托着宝宝的背部和臀部不需要太用力。

提示2　哺乳时宝宝的肚子和妈妈的肚子是贴着的。如果你发现宝宝有肚皮朝天歪头吃奶的现象，试着调整你哺乳的姿势。"肚皮朝天"吃奶不利于宝宝舒适的吞咽、换气，有时还会导致他吃不饱甚至哭闹。

（五）橄榄球式哺乳——适合术后能坐起哺乳的妈妈

剖宫产后，你如果采用抱喂姿势喂奶很容易压到自己的伤口。橄榄球式非常适合此种情况的新妈妈；对于衔乳有问题的宝宝或妈妈乳头破损疼痛时，也可以采用这个姿势哺乳，能帮助宝宝更充分地衔乳；另外，这个姿势哺育双胞胎宝宝也非常合适（图2-7）。

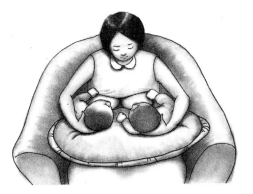

图2-7　橄榄球式哺喂双胞胎宝宝

动作要点：

1. 哺乳妈妈坐在椅子上，身体坐直、放松，在后背和右侧手臂下各放置一个靠垫或使用哺乳枕。

2. 家人将宝宝递给妈妈，妈妈用右手托住宝宝的头颈，将宝宝的身体放置在腋下。宝宝的身体躺在之前准备的靠垫上。这时宝宝的头部和背部呈一条直线，他面对着妈妈，鼻尖对着乳头。

（六）交叉搂抱式哺乳——适合乳房大而丰满的妈妈

交叉搂抱式与橄榄球式一样方便宝宝衔乳，适合于早产儿、吮吸力弱或衔乳有困难的小宝宝。另外，乳房较丰满

或搂抱式哺乳有难度的新妈妈也可以采用这个姿势进行哺乳（图2-8）。

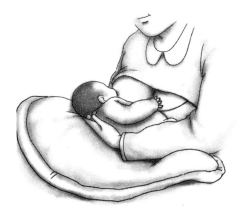

图2-8　交叉搂抱式

动作要点：

1. 哺乳妈妈坐在椅子上，用哺乳乳房同侧手从乳房外侧扶住乳房；妈妈另一只手从宝宝身后搂抱住他。注意手掌张开，支撑好宝宝颈背处，不要掐住宝宝的脖子。

2. 用靠垫支撑起宝宝的上半身，帮助他有效衔乳。

3. 哺乳时，妈妈用肘部夹住宝宝臀腿部位，避免他在吃奶时滑落下来。

4. 在宝宝吸吮吞咽顺畅后，妈妈将扶着乳房的手慢慢撤出，改为双手交叠支撑宝宝头部。

（七）半躺式哺乳——适合大乳房或双胞胎妈妈

半躺式哺乳姿势适合乳房较大、出乳流速较快的妈妈使用。这个姿势也适合双胞胎妈妈同时为两个宝宝哺乳（图2-9）。

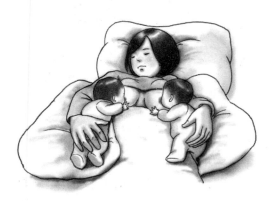

图2-9　半躺式哺喂双胞胎宝宝

动作要点：

妈妈选择在沙发或床头位置放一个靠垫，然后以后躺45度左右的姿势坐好，宝宝半趴在妈妈乳房，或者以斜趴在妈妈胸腹的姿势哺乳。

建议产后新妈妈在身体允许的情况下，尝试多种哺乳姿势，如在白天你可以采用抱喂坐姿哺乳；在夜里或午睡时，采用躺喂式哺乳……采用多种哺乳姿势有助于妈妈乳房各方向的乳腺均保持畅通。

无论你选择何种哺乳姿势，最关键的是——让你和宝宝哺乳时感觉最舒服！

二、针对不同特点乳房的哺乳技巧

总有新妈妈担心自己乳房大小或乳头形状不能达到哺乳的标准，对自己的母乳哺育能力，缺乏足够的自信心。其实，每位妈妈的乳房对自己宝宝来说，都是他专属的"食具"。

虽然有些妈妈的乳房形态可能会使宝宝不易衔乳，但只要妈妈提前了解并学习与自己乳房形态相应的产后哺乳技巧，寻找与宝宝之间的默契，产后就可以从容享受母乳哺育的愉悦历程。

（一）乳房大且丰满

拥有丰满乳房的妈妈，最担心的问题主要有3个：担心丰盈的乳房会将宝宝的鼻子堵住，影响宝宝的正常呼吸；乳房较大不好支撑，哺乳时宝宝可能会拖拽乳头；乳房太大，宝宝的小嘴无法含入更多乳房部位，通常会选择只含乳头或含入很少的乳晕部分，造成哺乳时妈妈乳头疼痛、乳头变形及皲裂。

对于大乳房的妈妈，建议在哺乳时母婴要做好"三贴一对"原则——胸贴胸、腹贴腹（12点方向哺乳和橄榄球式哺乳姿势除外）、宝宝下巴贴住妈妈的乳房，宝宝的鼻尖对乳头。含住乳房的瞬间，宝宝呈抬头张大嘴状。这时宝宝鼻子会自然地与妈妈乳房间保持空隙。如果没有，此时需要妈妈用手在乳房根部远离乳晕的位置支撑起乳房，就能从容地开始给宝宝哺乳了。

如果你采用侧躺位哺乳，建议你枕两个枕头，抬高妈妈的体位高度，这样也会为宝宝留出呼吸的空间。另外，之前提到的橄榄球式以及交叉搂抱式，都是非常适合乳房丰满且产后腹部仍然较为隆起，抱喂有困难的妈妈。

乳房比较丰满的妈妈，更要避免乳房过度胀硬时哺乳。尽量在哺乳时通过少量排出乳汁的方式软化乳晕，利于宝宝充分含乳。

（二）乳房小且紧致

拥有小巧乳房的妈妈，乳房表面皮肤紧致，胀奶时更为明显，其实小乳房妈妈只需要用手掌从乳房根部握住，灵活地向内向上轻托乳房，拢起形成小山包状，再点触宝宝的上唇诱导他张嘴衔乳，此时妈妈的手指应远离乳晕。最后当宝宝衔住乳房的瞬间，用手搂住宝宝的后背中间，将宝宝身体紧贴妈妈。你也可以考虑在哺乳时用其他物品辅助支撑来帮助稳定宝宝的身体，让宝宝含入更多的乳头及乳晕。

小乳房妈妈建议采用标准摇篮式哺乳姿势，哺乳时上半身略前倾，这些都对宝宝衔乳有所帮助。

（三）乳头较大或较长

妈妈的乳头直径大、乳头与乳晕连接处形态较长，这是很常见的哺乳期乳房外观。新生儿可能会因为乳头太大只含住乳头部分，舌头对乳房的包裹面积减少，对乳房吸吮刺激不够。

遇到这种情况，你可以尝试用交叉搂抱式或橄榄球式的哺乳姿势，这两种姿势能更好地帮助宝宝含住更多乳头和乳晕。在调整衔乳的磨合期，有时需要妈妈通过增加哺乳次数或采用手挤奶方式帮助宝宝吃到足够量的母乳。随着宝宝月龄增长，衔乳及吮吸能力增加，这个问题将会有逐渐改善。

（四）乳头平短或凹陷

这样的乳头的确会给宝宝衔乳带来些麻烦。试试下面的方法，和宝宝一起跨过阻碍，成功哺育。

1. 尽量减少奶瓶、奶嘴的干扰。让新生宝宝第一时间在你乳房上感受和练习。一旦被奶瓶、奶嘴干扰，由于奶嘴吸奶容易，新生宝宝会更加抗拒妈妈乳房。

2. 妈妈要有足够的耐心。由于生理性乳胀等原因，会让乳头的情况更不利于宝宝含衔，此时妈妈可先将乳晕处按摩柔软后，再让宝宝衔乳，并反复地与宝宝练习、磨合，情况很快会有所改善。

3. 哺乳时，采用有利于宝宝衔乳的姿势（如橄榄球式哺乳）和宝宝反复练习。

4. 在最开始的哺乳阶段，可能需要在哺乳前用提拉乳头的方式将乳头突出一些，或使用空针筒法牵引乳头后再进行哺乳。

5. 在哺乳的过程中，用"C"字形手势稳定乳房形态。妈妈可以用手，大拇指轻压乳房上面，四指远离乳头在乳房下方承托。

6. 帮助宝宝正确衔乳。含入的是乳头及大部分乳晕，而非单单只有乳头，这样的吸吮会帮助延展妈妈的乳房。

7. 增加母婴之间的肌肤接触。尝试让宝宝自己找寻乳房，当宝宝有吸吮需求时会主动地用自己喜欢的方式含住乳房。

关注乳房的延展性比乳头形状更重要

如果乳头平平或者凹陷，可能会被一些新妈妈当成哺育中不可逾越的困难，有些新妈妈会从一开始就质疑自己的哺乳能力。事实上，宝宝并非通过吸吮乳头来获得乳汁，而是通过含住乳头及乳晕的大部分，这些乳房组织在宝宝的口腔里形成一个延展的奶嘴形状。

乳头在宝宝口中只占很小的比例，而乳晕才是宝宝口中含住的大部分乳房组织。因此，关注乳房的延展性比乳头形状更重要。你可以采用下面的方法评估自己乳房的延展性：

将大拇指与示指放置在乳头两侧的乳晕旁，当乳晕受到挤压力时，乳头可以凸起；另外，用手非常容易拉出乳头下的皮肤组织，说明乳房的延展性比较好（图2-10）。

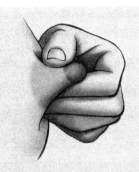

图2-10　评估乳房的延展性

乳头凹陷的妈妈可以采用空针筒法牵引乳头后，再进行哺乳。

治疗凹陷乳头的针筒法

针筒法适用于乳头凹陷的妈妈在产后协助宝宝衔乳。步骤如下：

1. 20毫升的空针筒一支，将针筒接针处切开去除。

2. 将柱塞由切开端放入针筒内。将针筒的平滑端紧紧盖住乳头，用柱塞拉出产生对乳头的吸力，乳头就被吸出至针筒内。

建议在哺乳前进行这个操作。轻拉柱塞并固定保持这个轻缓的压力。乳头会吸入针筒内。一天进行几次，每次操作时间在3分钟之内。如感觉疼痛时，可减少吸力。操作时要避免伤害乳头、乳晕部位的皮肤。

三、学习按"线索"哺乳

楠楠是从产后第4日开始母乳哺育。只要宝宝需要，妈妈就开始哺乳，每次需要30~40分钟。出院回家后，刚喂完奶没过一会儿宝宝又哭了，家人哄了半天宝宝还是哭不停，最后楠楠只好再哺乳将宝宝哄睡。此后，每次只要宝宝哭楠楠都会马上哺乳，渐渐地，宝宝的哭声成了楠楠哺乳的信号，这样的现象持续了将近1个月。

每隔1个小时左右楠楠就要喂奶，而且宝宝必须含着乳头才能入睡，拔出来马上又哭了。有时候楠楠觉得自己太累了，想让家人帮忙，可是当宝宝哭闹的时候没有妈妈乳房的安慰家人就是怎么也哄不了必须要吃奶才行。楠楠也逐渐开始怀疑，宝宝为什么总这样？是不是

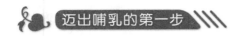

我现在的母乳不够她吃呢?

在开始学习哺乳时,很多新妈妈会像楠楠一样,依据宝宝的哭声来进行哺乳。哭,是小宝宝唯一的语言,饿了哭、尿了哭、不高兴或是闷了,他还是哭。如果你只用哭来判断是不是要给孩子哺乳,那就大错特错了。

(一)哭是宝宝表达需求的"线索",与饥饿不能画上等号

新生儿阶段,他只能通过哭来表达他的情绪,以期待妈妈和其他家人能够了解他,并给予及时回应。有时候,他也会因为不高兴或烦躁,需要通过哭来发泄一下。新妈妈试着在宝宝哭的时候先放松自己,不要宝宝一哭就只想到哺乳。而且,如果宝宝已经开始哭闹,通常这不是最好的哺乳时机。这时你可能需要先将他安抚好,再考虑是否要哺乳,安抚的人可以是家中任何一位成员。如果你习惯在宝宝哭闹的时候第一时间哺乳,那么在数天以后,你很有可能就变成他的"安抚奶嘴",想戒掉也没那么容易。

(二)寻找宝宝饥饿的"线索"

宝宝哭也是正常的,不代表饥饿或者乳汁不足。哭是一种表达,宝宝有很多种需求,他可能:
● 需要抱抱。
● 不舒服——太冷、太热、尿了,拉了或者该换尿布了。
● 生病或者疼痛(哭的程度会不同),通常更加难哄。

当宝宝主动有以下行为时,妈妈可以尝试哺乳,这时哺乳宝宝一般不会哭闹,并容易满足:

● 手指握紧靠近胸腹,常常在宝宝刚睡醒时很容易有这个动作。

● 手脚弯曲,呈放松状态,主动将拳头放进嘴巴。

● 嘴巴如吸吮般张开闭合、伸舌头。这时你从旁经过,他的眼神会发亮并期待与你互动。

● 主动寻乳动作。请注意,是"主动"而非是你点触宝宝唇周才出现的觅食反射。"一点就找"并不是饥饿的信号,这一反射通常要到3个月左右才会消失。

妈妈应依照宝宝表现的信号哺乳,而不是只看他是不是哭了来判断(图2-11)。

早期信号：我饿了！

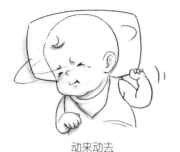

动来动去

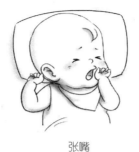

张嘴

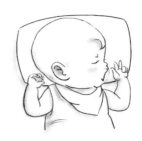

扭头，觅食反射

中期信号：我真的很饿了！

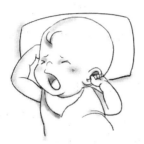

伸手伸腿

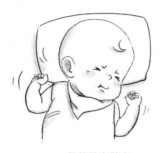

各种动来动去

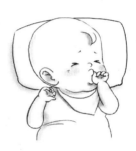

啃手

晚期信号：先哄好了，再喂我吧！

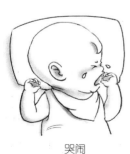

哭闹

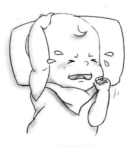

烦躁不安

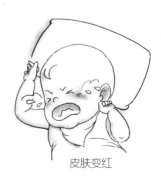

皮肤变红

图2-11　宝宝表现出来的各种饥饿信号

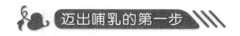

（三）试试下面的方法

1. 哺乳时尽量让宝宝"一次吃饱"，而不是一直在吃"零食"。案例中楠楠的宝宝在吸吮的时候一直是吃几口就停下来然后再吃，吸吮力度也不强，更像是"滋养性吸吮"，而不是"营养性吸吮"。频繁哺乳让宝宝一直没有真正吃饱，而是不断地吃"零食"。

在哺乳的时候，如果你发现宝宝快睡着了，就用指腹轻轻地按压宝宝耳朵边的位置；或者用手摸摸宝宝的脸颊；又或者把他的小手臂举过头顶后再放下，这样重复几次；也可以试试以抚触手法，给宝宝的手臂、大腿、背部做按摩。妈妈缓慢地抖动几下乳房，有时也能够刺激宝宝再次用力吸吮。这些方式都能够帮助提起宝宝吃奶的兴趣。哺乳中你还可以用手按摩自己的乳房，从乳房边缘往乳头方向慢慢推，把更多乳汁送进他的嘴里。

2. 相信家人，并请家人帮忙安抚宝宝。当宝宝哭的时候，如果乳房是唯一的"安抚工具"，妈妈将十分疲惫，也会因此产生焦虑的情绪；同时乳房也得不到休息，长此以往真的容易陷入"奶少"的窘境中。

3. 判断宝宝吃饱的标准是观察24小时大小便（方法详见第二章第三节），体重增长情况。如果你的宝宝体重增长正常，不需要担心奶量。

4. 妈妈要多和宝宝接触，学习识别宝宝吃奶的信号，发现他独特的"想吃奶的声音与表情"或其他暗示行为。妈妈对宝宝了解得更多，就不会仅仅因为哭而哺乳了。通过观察宝宝的需求表现，逐渐减少因为不会哄孩子而增加的那些哺乳次数。

（四）宝宝吃饱了的表现

判断宝宝母乳摄入充足的标准是——大小便和体重增长情况。除此之外，那么当宝宝在这顿饱足后，表现通常是怎样呢？

● 手脚放松伸直。

● 手臂伸直放于身旁。

● 手掌张开。

● 推开照顾者。

所以，宝宝吃饱的状态，并非只有"吃完即睡"。当宝宝吃奶后出现以上状态，且大小便和体重增长都正常时，都说明你的泌乳量是足够宝宝吃的。

四、识别宝宝的吸吮需求

每个宝宝性格不一，对哺乳的需求也不一样。有些宝宝，因为吸吮的"高需求"而不停地要求吃奶；有些宝宝，因为习惯了在乳房上睡觉，把妈妈的乳头当成安抚奶嘴，或者一直在乳房上"吃零食"；还有些宝宝，因为衔乳姿势不佳而使得有效吸吮少，所以需要频繁吃奶以获得足够的乳汁；另外，随着宝宝成长，因为胃口增大、生病、出牙不适等原因，也会增加哺乳需求。

当新妈妈在产后不久便陷入"一直在哺乳"的困境中时，你首要做的是分清宝宝的吸吮需求是营养性吸吮还是滋养性吸吮。如果你不能判断出宝宝此时的真实需求，而将乳房当做唯一安抚宝宝的手段，极容易在哺乳初期遭遇乳房不适和哺乳的负面情绪。

营养性吸吮，也称有效吸吮。宝宝吸吮时有力，并配有下颌部伸长起伏的吞咽，吃饱了，就不再需要妈妈的乳房；而滋养性吸吮时，宝宝嘴唇动作浅而快，把妈妈的乳头当做安抚奶嘴。在妈妈疲劳时，可以让宝宝吸吮自己洗净的手指作为满足他吸吮需求的安抚手段。

为避免新妈妈的乳头被宝宝当做"安抚奶嘴"，让你的哺喂更轻松，试试下面的方法：

1. 引导宝宝正确衔乳。妈妈调整哺乳姿势，并同时引导宝宝正确衔乳。宝宝下嘴唇外翻，呈鱼唇状含住乳头、乳晕，而不是只含住乳头。当你发现乳头有皲裂，或哺乳时乳房有任何不适、疼痛，这些现象通常都跟你的哺乳姿势有关系，妈妈首先要调整哺乳姿势，改善宝宝的衔乳口型。

建议新妈妈在自己心情舒畅、耐心充足，而你的宝宝又不是太饥饿并且情绪饱满愉悦时，进行衔乳练习。如果宝宝太饿，可能会因为不耐烦而不与妈妈配合。

如果你感觉到宝宝没有正确地含入乳头和乳晕部分的话，用自己小手指的第一指节伸进宝宝的嘴角，撑在宝宝的上下牙龈之间，断开衔乳，再重新练习。如果你在每次哺乳时都注意了宝宝衔乳的细节，很快你们会形成身体的记忆，缩短哺乳初期的磨合时间。正确的哺乳姿势与衔乳，会让你们未来的哺乳时光更加顺利长久，较少发生妈妈乳房因哺乳疼痛而使宝宝吃不到足量母乳的现象。

2. 提高宝宝吸吮的效率。一些宝宝习惯在妈妈胸前边吃边睡，此时可以通过抚摸宝宝的耳朵、四肢、手脚，或打开衣物给予宝宝肌肤刺激等方式，延长有效吸吮时间，也能帮助宝宝吃到更多的乳汁。

3. 家人学习安抚宝宝的技巧。虽然对于宝宝哺乳时间与次数并没有限制，但是如果妈妈感到疲惫，宝宝也只是需要得到些抚慰的怀抱或是解除一下自己无聊情绪，并不是因为饿或渴。妈妈完全可以向家人寻求支持，让爸爸或祖辈，用同样温暖的怀抱或丰富多样的亲子活动来满足宝宝。建议此时的妈妈抓紧时间见缝插针的休息，保存体力迎接"小美食家"的下一次光临。

五、别把胀奶当成有奶的评价标准

宝宝出生后，新妈妈小逸总被周围长辈说没奶，原因是——她的乳房不胀。婆婆在她喂宝宝之前会先"检查"一下，如果乳房不那么胀硬，老人会坚持说妈妈奶还不够，给宝宝加顿奶粉。哺乳的时候老人也习惯在旁看着，数着宝宝的吞咽声，宝宝稍有停顿，老人就开始嘀咕"是不是没奶了？"

小逸每日就在这种惴惴不安的情绪里，等待着自己胀奶。随着胀奶出现的，还有一个现象让小逸纠结苦恼。乳头总是漏奶！好不容易有奶了，怎么能将乳汁都漏出去了呢，漏出去就更等不到胀奶的时候了。

带着疑惑，小逸咨询了哺乳指导。老师仔细询问并记录宝宝的身高、体重和喂食等信息、又仔细检查了小逸的乳房状态之后，告诉她：她的母乳是充裕的。只是她和家人，一直将胀奶作为"有奶"的唯一标准，走进了误区。

很多像小逸一样等待胀奶的妈妈忽略了一个问题：只要处在哺乳期并且持续接收宝宝的吸吮刺激信号，乳房就会一直"工作"——分泌乳汁。

产后最初几天，乳房受到宝宝的

吸吮刺激后，乳腺组织切换到"工作状态"。此时的乳房因乳腺管胀奶扩张、淋巴液及局部血流增加等原因，产生发热、充盈、沉重或胀硬的感觉，在哺乳后，随着乳汁移出，乳房内压随之降低，妈妈感觉乳房变得轻盈而柔软，但胀奶的感觉却留在妈妈记忆当中。很多妈妈是从胀奶开始母乳哺育的。

但是，人体是一个精妙的结构，会顺应宝宝的食量达成彼此平衡的供需关系。当你们"供需关系"达到了平衡，妈妈胀奶的感觉也会减少。没有了胀奶的感觉，常有新手妈妈误认为自己的乳汁开始减少。想知道你的宝宝是否能吃饱，不是哺乳时数他吃奶吞咽的声音，而是用乳房感觉宝宝吸吮的节奏与力度，看宝宝吞咽的动作。哺乳后观察宝宝小便量和大便性状。大部分情况下，妈妈保持乳房柔软，有利于乳腺排乳通畅，也能够帮助宝宝吃得顺利、舒服！

不要让乳房处在过度胀奶的状态，否则乳房会误认为宝宝此时并不饿，会自动"减产"，人为地造成乳汁减少现象。而且多久胀奶跟你们的喂养习惯、妈妈的乳房大小都有关系，像大乳房妈妈属于"存货量"较大的，当宝宝月龄较小吸吮频繁时，本身就不容易胀奶，但你这时仍然可以让他吃饱。

建议一直等待胀奶哺乳的妈妈按照宝宝的需求线索、妈妈乳房状态两方面的情况来进行哺乳，同时观察宝宝每天的大小便情况，多和宝宝在一起，慢慢乳房会配合好宝宝的时间表，调整相应的泌乳节奏。

有关胀奶的常见问题

问题1 宝宝想吃了，可我还没有胀奶的感觉，能让他吃饱吗？

胀奶并非是乳房有奶的标准，按照宝宝的需求哺乳才是保证妈妈乳汁分泌与保持乳房健康状态的最好方式。通常在新生儿及小月龄宝宝的哺育阶段，每日8～12次的哺乳次数能有效帮助妈妈缓解胀奶的情况。

如果一味地将胀奶作为哺乳的标准，反而会人为造成乳汁分泌不畅，导致乳房减少产量，或会因长时间胀奶，乳汁未及时移出而引起乳汁淤积，严重的还会诱发妈妈乳腺炎等风险。

另外，胀奶的感觉每个妈妈体会不同，有些妈妈明明乳房已经很胀了但自己始终未察觉，这种情况下，你还觉得需要以胀奶作为哺乳的信号吗？

问题2 乳房胀硬如石，可宝宝就是不醒。这时该怎么办？

不必限制哺乳的时间段与哺喂的时长，如果此时宝宝处在浅睡眠，完全可以让宝宝在半梦半醒间帮助妈妈将乳汁移出，直到妈妈感到乳房舒服了，就可以放心和宝宝一同安睡了。

如果此时的宝宝沉睡在自己的梦乡中，妈妈也可以用手挤奶的方法或借助吸奶器将乳晕部分的乳汁适度移出，只要感觉乳房不胀痛即可，不必追求乳房排空的感觉。乳房是器官，而非容器，在哺乳时随吃随产的状态之下，是不可能排空的！

六、漏奶，不是件坏事

小华生产后自觉母乳不足，一直采用混合喂养，可她的乳房总是会漏奶，常常是喂这边，那边就开始滴奶了，少的时候只有几滴，多的时候还会喷出来，尤其是夜里睡觉的时候，一觉醒来床单常常湿了一片。

家里老人不满地对她说："你的奶都漏光了，宝宝当然不够吃了。"她很困惑，为什么母乳不足还会漏奶？难道真如老人说的，奶都"漏"掉了？

她打电话咨询哺乳指导，电话中哺乳指导仔细询问了小华的喂养细节，她安慰新妈妈，"其实漏奶并不是件坏事，这在哺乳初期的妈妈中很常见。

哺乳开始的时候，乳房受到宝宝持续的吸吮刺激，从而诱发脑垂体释放泌乳素和催产素，两侧乳房都会因这些激素的影响从而产奶并排奶，因此常常是喂一侧，另一侧也会滴奶。

月子里漏奶是因为产后初期催产素水平较高，刺激肌细胞收缩而产生的排奶动作。除此之外，当乳房胀奶时乳房也会自我保护式的适当排奶，这些量都很有限，常常是流一会就停止了，不会存在'漏光'的现象"。

哺乳指导提醒新妈妈，所谓"母乳不足"可能是假象，建议她和家人学习识别宝宝的需求掌握更多哄宝宝的技巧，科学客观地观察宝宝的大小便和体重来评估宝宝是否摄入母乳充足。

不少妈妈有这样的体会，自"下奶"之后，宝宝哭声刚起，乳汁就不自觉地从乳头流出；又或者正在喂一侧的时候，另一侧也开始"滴答滴答"；除此之外，躺下刚起来的那一瞬间，立刻感觉乳房麻酥酥的，乳汁没声没息地出来了，这就是通常说的"漏奶"。

漏奶在产后初期一段时间里，是新妈妈常常面临的窘境，很多新妈妈像小华一样，一边被家人认为"没奶"，一边却不自觉地"滴答滴答"。这是因为产后初期的催产素较高，乳房摇晃，从躺到坐的姿势改变，喝杯热水或热汤，甚至听到宝宝哭……都会诱发喷乳反射，导致乳汁流出。这一现象会随着宝宝月龄增长而逐渐缓解，当乳房达到供需平衡时漏奶自然就减少了。

那么，在乳房胀奶的时候漏奶现象会不会更严重？如果说不胀奶时乳头可能出现滴奶现象，那么在胀奶时就可能会像"花洒"一样喷出一根或数根"奶线"来。乳房过度胀奶时，因受到内部压力变化，在你运动或轻微起身时，甚至有时你什么也没做，乳房也会自动排出一些乳汁。别担心，当乳房的容量达到一定程度时，适当排出乳汁是身体的自我保护。当然，宝宝吸吮时仍然可以获得足够的乳汁。

不同妈妈对乳房胀奶的感觉差异很大。有些妈妈自觉"从来不胀奶"，所以是否胀奶，以及胀奶时会不会漏奶对她来说都不是评判"奶少"的标准；还有一些乳房较小的妈妈因"存量小，出货快"较容易胀奶，也比较容易出现漏奶的现象，这些都是正常的。

有关漏奶的常见问题

问题1　奶漏掉了好可惜，有没有什么方法不让乳汁漏出来？

看到乳汁一滴滴往外流，一些新妈妈觉得好心疼，想收集起来，或者按住等会儿让宝宝来吃。其实，妈妈大可不必这样。首先，自动漏奶的量相对于乳房分泌的奶量来说微乎其微，宝宝吸吮刺激产生的乳汁远远大于自动流出的量；其次，胀奶时漏奶本是乳房的自我保护，表明乳房内乳腺管的"容量"已满，需要排出一些才能保证乳腺健康、通畅，让妈妈感觉舒适，此时如果按压会让乳房感觉更加不舒服，尤其是妈妈并不准备马上喂这一侧乳房时，但如果漏奶让妈妈感觉尴尬，可以用干净的手掌心温柔地覆盖在乳头上，向乳房内轻压，并缓缓地转圈揉几下，漏奶即刻停止。

问题2　为什么只有一侧乳房容易漏奶？

也有些妈妈因为一侧乳房容易漏奶，而另一侧不会或很少，因此担心奶量或者乳腺通畅程度。世界上没有两个完全相同的乳房，每个妈妈两侧乳房的泌乳量也不完全相同。也许你常抱宝宝的那一侧泌乳量较多，也更容易发生漏奶的现象；也许你一侧乳头的输乳孔较为松弛，也更容易喷出乳汁来，这些都是正常的现象。

提醒：漏奶与脑下垂体肿瘤

脑下垂体位于蝶鞍，相当于头的正中央，是很小的腺体，直径不过1公分，重约0.5～1克，却是人体控制激素的主宰。当此部位出现肿瘤，且大到压迫周围组织或因激素分泌异常引起内分泌功能障碍，如泌乳素分泌过多就有可能造成漏奶。如频繁出现自主性溢乳（无吸吮、按摩、环境等刺激），且漏奶量较大，要考虑此种特别因素影响。

如果漏奶给你带来很多困扰和不便，你可以试试下面的方法：

1. 避免过度胀奶。当你出现乳房胀奶的状况，首先选择让宝宝吃，如宝宝在熟睡不易哺喂时，可以用吸奶器适度吸奶，直到乳房感觉不再胀痛自己感觉舒服即可。如果妈妈会手挤奶，只需将乳晕挤软一些就好。

2. 建议穿合适的哺乳内衣并使用防溢乳垫，适当按摩。当你感觉乳房漏奶时，可以轻轻按压乳头并做轻柔的按摩。按压可以暂时堵住出乳孔，并使乳头松弛下来达到停止排奶的目的。这只是暂时的方法。不建议你每次漏奶时都使用大力按压的方式阻碍乳汁排出，尤其是在你胀奶的时候，时间长了容易造成乳汁淤积。

七、关于催乳和回奶的食材

小蕾和苗苗是住在一个小区的新妈妈，两人时常相约带着宝宝在外面遛弯。小蕾刚出月子不久，苗苗的宝宝已经6个月大了。周末的早上小蕾一直闷闷不乐，她告诉苗苗，月子里为了让乳汁更多，一直按照家人的建议吃各种发奶的汤水，那会儿奶水多得宝宝都吃不完，出了月子就放松警惕了，自己没有注意忌口，直到这几天乳汁急剧减少才引起重视。最近她吃了好多的茄子、豆角、木耳还有酸菜——据说这些食材都有回奶的作用！

苗苗笑着安慰小蕾，她那会儿也一样特别在意吃这个吃那个，生怕吃了什么回奶的食材导致母乳减少，可是发奶的食材都是些油腻的汤水实在是吃腻了。出了月子后，苗苗彻底放开了想吃什么就吃什么，天天都是吃自己喜欢的东西，乳汁反而多了起来。

苗苗帮着小蕾分析，她可能是压力太大导致乳汁减少。小蕾连连点头，宝宝有任何状况，全家人觉得孩子像没吃饱，压力特别大。苗苗告诉她，新妈妈心情不好也会直接影响奶量，她吃的那些所谓回奶的食材都是很平常的蔬菜，没有回奶作用。如果吃菜就能回奶了，那些想回奶的妈妈就不会那么辛苦了。

还有，吸奶器吸奶本来也就不代表乳房里真实的奶量。乳房经常接受宝宝的吸吮刺激后变得"挑剔"了，它可能只对宝宝的小嘴"有感觉"，对吸奶器不敏感了。

跟苗苗聊过之后，小蕾也觉得是自己最近情绪变化比较大，好像跟食材真没什么关系，整个人放松多了。回家后照样什么都吃，因为心态调整好了母乳也渐渐多了。

催乳食材的作用不容小视，很多孕妇常常会收集那些"发奶的"和"回奶的"食材。虽然饮食对于新妈妈泌乳的确有影响，但所有的食材都是辅助性的，即使某种食材真的可以催奶，妈妈吃过感觉胀奶了，也一定是要通过宝宝有效吸吮将乳汁排出乳房后才能继续奏效并使乳房不断生产乳汁。如果仅仅是感觉吃完胀奶了，那么就很有可能经常要靠"吃"来寻找胀奶的感觉。

单纯依靠吃来催奶更容易让妈妈有心理误解："各种催奶的食材我都试过了，自己牺牲了体型，还是奶水不足！"这其实是没找到母乳哺育成功的关键！决定泌乳的关键因素是——正确的哺乳方法、宝宝的有效吸吮和均衡营养的饮食！

（一）产后初期的膳食安排建议

1. 新妈妈在产后1周内饮食应以易于消化的清淡流食为主。如果产后马上就吃猪蹄汤、鱼汤进补，产妇容易"虚不受补"，出现腹泻等现象；并且这时候宝宝的吸吮力度还不是很强，如果因过早进补导致生理性胀奶，不仅妈妈的乳房胀痛难忍，宝宝也可能因乳晕太胀硬而不能正确衔乳吸吮。

2. 均衡饮食更有益。过去人们认为鸡蛋是好东西，有些地方的说法女人生完孩子一天要吃10个鸡蛋才能补回元气，但食用鸡蛋过多，妈妈不易消化且容易便秘，产后初期多摄入维生素和膳食纤维对新妈妈身体恢复更有益。

3. 产后1周之后，逐渐尝试多样化饮食，肉汤类食材仍要适度。有些妈妈的体质对某些食材比较敏感，吃了某种食材就明显胀奶，那么建议在晚上的时候少吃或不要吃。夜间泌乳素分泌更多，加上宝宝在夜里连续睡眠时间较长，哺乳间隔时间比白天长，可能导致胀奶严重，容易引发更多的乳房问题。

4. 物以喜为补，没有哪种食材一定会催奶或回奶。有一个很有趣的现象，妈妈们吃了喜欢吃或者非常想吃的食材后，常常心情舒畅，乳汁分泌量逐渐增多。你可以问一下身边的妈妈，那些吃了就发奶的食材常常是列在"最爱的食材"表里，而传说的猪蹄汤或鱼汤，被妈妈当成药物一样按时按量喝掉后，往往只帮妈妈长体重却不提升泌乳量。因为这些食材，带给她的是"任务"、是压力，是过量的脂肪。妈妈的感觉是，"我吃了就要多产奶！"，带着这种预期往往效果有限。

5. 按季节进补。选应季的食材永远是最健康的。你可以参考下面的应季催乳食材表2-3，在不同的季节选择最合时宜的食材。

6. 按体质进补。同一种食材对不同

的人效果可能不同，针对自己的体质选择合适的催乳食材是最有效的。催乳的药物也是根据体质不同、用药不同，你可以咨询医生判断体质后再选择合适的催乳药物。

7. 不要迷信催乳茶，或有名的催乳保健品。再好也要辅助正确喂哺才是根本。

8. 优质的大豆蛋白对于提升乳量有一定作用。

表2-3　应季催乳食材表

季节	应季催乳食材
春季	鲫鱼、豆腐、萝卜叶、豌豆
夏季	红豆、丝瓜、莴苣
秋季	山药、排骨、莲藕、茭白、豌豆、无花果、金针菜
冬季	羊肉、牛肉、金针菜

（二）比较有争议的回奶食材

1. 炒麦芽　通常大剂量（每剂食用量超过100克）的炒麦芽具有回奶作用；而小剂量（每日食用量在30克以下）具有催奶作用。

2. 茴香　茴香的回奶作用因人而异，没有证据表明茴香具有显著的回奶功效。

3. 一些回奶蔬菜　被列在回奶食材热门之选的韭菜、芹菜、豆角并不会对绝大多数妈妈产生回奶作用。

如果妈妈在哺乳期，某天突然感觉奶量明显减少，不妨先冷静下来，回忆过去24～72小时的哺乳规律、作息安排、自己的情绪状况以及特别的食材；再谨慎做出判断，并有针对的调理。如果单纯是因食材原因造成的泌乳量减少，停止食用后，继续按需哺乳，母乳量很快就能自然提升。

（三）确实有回奶效果的植物

鼠尾草、薄荷，经过广泛的研究和实践应用被证明能够影响激素运作，能起到减缓乳房泌乳的作用，但这些食材也并非一吃就立马没奶！在初乳过渡到成熟乳之前，泌乳量较少的日子里，尽量避免即可。如果你乳房分泌的乳汁量大大超过了宝宝的需求，且常常因此深受困扰；或者已经给宝宝停止亲喂，但泌乳量仍然较高，需要回奶的妈妈，可以在医生指导下尝试服用含有如上成分的回奶茶。

八、做好居家乳房护理

丽丽还没出月子，一早醒来发现乳房某个地方很疼，摸上去有硬块，丽丽的妈妈用热毛巾帮她做热敷，敷完还在小丽的乳房揉了半天。虽然，乳房揉过之后摸上去好像软了一些，丽丽和妈妈也以为快好了，没想到几小时后，揉过的位置越发疼，硬块的面积也越来越大，她赶紧向哺乳指导打电话求助。

哺乳指导赶到她家时，发现丽丽的乳房表面已有明显的红肿，有热敷烫伤的痕迹，同时加上揉的力度较大乳房皮肤有些发紫发青。哺乳指导告诉她，很多妈妈因为担心"奶结"而拼命想办法尝试尽快疏通淤积的乳汁，可是热敷和大力按揉的效果往往会适得其反，会导致淤积更加严重。

"奶结"时，最好的办法是多休息，并让宝宝勤吃。哺乳指导帮助丽丽把乳房里淤积的乳汁排出后嘱咐她注意休息，持续冷敷消肿。

像丽丽这样的妈妈并不少见，一觉醒来忽然发现"奶结"了！怎么办？很多新妈妈情急之下采取了各种应急手段，可是效果通常不尽如人意，有时还会使乳房的症状越弄越严重！

看上去一夜发生的"奶结"、"硬块"常常是有"预兆"可追踪的，产后居家乳房护理只要做好三步：预防、检查、处理，乳房问题不攻自破。

第一步 预防

出现"奶结"、乳房局部硬块的主要原因是乳汁未能及时充分移出，导致乳腺堵塞了。乳房触摸时有些疼痛，但表面一般没有发红、发热。下面是预防"奶结"、"硬块"的简单方法：

1. 保持良好的心态和睡眠。产后良好的身体状态和心情有利乳汁分泌，相反，如果新妈妈睡眠不足或整天忧心忡忡则容易"奶结"。新手妈妈需要家人更多的帮助，劳逸结合，及时倾诉心中不安，调整情绪状态，就不容易出现乳腺堵塞的现象。

2. 均衡饮食。新妈妈喜欢的健康食材对她来说就是最好的补品，很少有妈妈吃了某种食材就堵奶了，多半是吃完之后担心、焦虑等心理因素导致乳房出现问题。

3. 适度运动。运动有利于气血循环调整。如果你的工作以伏案为主，很少运动，身体筋骨缺乏锻炼，本就容易疲劳、气机阻滞，在分娩后，又以卧床为主，大量进补，也容易造成乳房不适。

4. 避免只用一种姿势哺乳。很多新妈妈哺乳时，只用同一种姿势，乳房局部处于被压迫状态，就有可能始终得不到充分吸吮，乳汁淤积的风险也会增加。

5. 用你觉得舒服的姿势哺乳。妈妈舒服了，才能游刃有余地抱好宝宝，他才会觉得自己被安全舒适地抱住了，才能又稳又准地衔住乳头顺畅吃奶。哺乳时母婴配合好了，乳房也不容易出现问题。

第二步 自检

很少有妈妈在整个哺乳期能让乳房不出问题，所以，在哺乳期学会自检很重要。

1. 了解哺乳过程中乳房的感觉。你哺乳的感觉如何？有没有疼痛或者忽然间不舒服？如果有，乳房就可能出现了问题需要注意。疼痛常是乳房问题的"预警"，那些淤积、硬块、乳头上的"白点"或许就是乳房疼痛或不适之后的结果。

2. 回顾近期哺乳的特殊状况。想想最近发生了什么变化：宝宝长牙咬妈妈了？吃奶不专心，听到声音就拖着乳头四处张望？又或者你太忙没顾上挤奶？……回忆过后你会发现，乳房问题常常是积累的过程而非瞬间形成的，学会找到原因后，今后就可以避免类似的情况再次发生，同时对乳腺堵塞有清楚的认识也就不会莫名害怕了。

3. 检查乳房。先检查乳头表面情况，有没有破口、红痒、刺痛现象？接着对比乳房在哺乳前、哺乳时、哺乳后，是否有异样疼痛？明显硬块？以及不适感在哺乳后有无缓解？如果有明显改善，可以继续请你的"通乳师"——宝宝继续努力；如果没有，且情况严重就需要向受过泌乳专业训练的医护人员求助了。

第三步 处理

已经出现乳腺堵塞该怎么处理呢？尝试用下面的方法：

1. 哺乳前先洗个热水澡，用热水冲淋后背。

2. 哺乳时让宝宝下巴贴着乳房硬块的方向吸吮，这样有助于疏通乳房内的淤积（但要避免压迫乳房）。需要注意的是，常有妈妈听到勤喂能消淤积，于是总拽着宝宝来吃，但勤喂的前提是有效吸吮。有时候，乳腺堵塞会导致乳晕处都很硬，宝宝不易衔乳，你先用手挤奶排出些乳汁再哺乳效果更好。

3. 哺乳之后进行冷敷，材料可以选择卷心菜叶（世界卫生组织的实证研究证实，卷心菜叶有消肿作用），或民间推荐的土豆片（作用是冷敷缓解不适），有类似冷敷治疗效果的材料还有

芦荟、仙人掌，但也提醒皮肤易过敏的妈妈要小心使用。

当乳房出现问题时，我们不建议你盲目地采用下面的方法进行处理：

热敷 热敷后如不立即进行哺乳，可能会加重乳房肿胀。热敷不当，还容易烫伤。

盲目使用吸奶器 如果宝宝的有力吸吮都不能帮助你解决乳汁淤积，盲目使用吸奶器，机器的负压会造成乳头水肿加重，堵塞的乳汁也更难排出。

大力揉捏 一旦乳腺堵塞时，大力搓揉往往会使乳房内部组织伤得更为严重。淤积未除，又添新伤！

当然，你还要小心网上流传的各种实践手段，如老公吸（不管乳汁淤积是否能排出，大力吸吮会让老公的口腔黏膜受损，也很容易造成妈妈乳头表面肿痛破损）、针挑[①]、用梳子猛刮、擀面

① 正确的消毒针法。当乳头表面出现"白点"，并造成乳汁淤积时，如果你已经做过很多种尝试，可仍然无法让乳腺疏通。可以寻求乳腺外科医务人员帮助，以一次性消毒针具（医用）轻柔地挑开。就像我们通常处理手脚或身体其他部位可能出现的"白点"一样。过程中，乳头表皮应该没有异常感觉，不应出血。如果恰好是这处"白点"造成的堵塞，挑开的瞬间，乳汁就会畅快流出。如果乳头表面根本看不到"白点"，则不必使用这个方法，挑破"白点"的过程中也要避免垂直扎入输乳孔，可能会造成明显的破损出血，反而会增加感染的风险，过深的伤口会造成伤口愈合时，使输乳孔完全闭合的风险。——编者注

杖擀……对于以上这些方法，你一定要谨慎对待，任何可能伤害乳房的方法显然是不可取的。

如果遇到无法解决的乳房护理问题，需要及时向专业的医护人员寻求帮助。他们会结合妈妈的乳房状况、宝宝的衔乳姿势等各种情况来综合处理。

第五节　给两个宝宝哺乳怎么做？

一、同时给双胞胎宝宝哺乳

双胞胎宝宝都能实现全母乳哺育吗？正常情况下，答案是肯定的！喂饱自己的宝宝，是哺乳动物的生物本能。不过，哺育双胞胎是非常辛苦的一件事，所以，妈妈既要注意充分休息，也要增加宝宝们的吸吮次数。在宝宝小月龄时，同时哺乳是节省妈妈体力的好方法。

两个宝宝的到来打乱新妈妈小王家里所有人的生活节奏。每日每个人都在为照料宝宝不停地忙碌着，两个宝宝总是此起彼伏地发出需求的哭声。而新妈妈每日做的就是不停地给两个宝宝分别哺乳。

两个宝宝在妈妈床前像走马灯一样频繁交换。由于哺乳过度劳累，小王情绪也随之受到影响，她逐渐发现母乳不足以喂饱两个宝宝。

在哺乳指导的帮助下，新妈妈第一次尝试了半躺式和橄榄球式的双胎同时哺乳姿势，两个宝宝在各自享受了自己的美食之后，一起在妈妈的胸前沉沉睡去。

同时哺乳，意味着可以节省哺育双胞胎宝宝一半的时间，宝宝在哺乳之外的时间，还会得到妈妈更多关注。建议双胞胎妈妈尽早开始两个宝宝同时哺乳，有助于帮助培养两个宝宝同时进餐的习惯，也会让你拥有更多的休息时间，两个宝宝同时吸吮还会循环刺激妈妈产生泌乳反射，但双胞胎同时哺乳的技巧需要练习。如果两个宝宝吸吮力度不一致，请随时交换宝宝的位置，以保证两边乳房都能得到相同的吸吮刺激。同时哺育两个宝宝也有助于增进彼此的感情，一同享受母乳"二重奏"的时光。

双胞胎妈妈最常用的哺乳姿势有2种——橄榄球式和半躺式。当然，随着宝宝们的成长，妈妈还可以和宝宝们自创更加适合彼此的哺乳姿势，比如搂抱式结合交叉搂抱式等。建议妈妈掌握至少2种以上的哺乳姿势，以应对不同场合和情况。

我们也相信没有某种固定的哺乳姿势，只要你们在哺乳时感觉舒适就是最适合你和宝宝们的最佳哺乳姿势。

橄榄球式双胎哺乳姿势

妈妈身体坐直，让两个宝宝的头贴近妈妈的乳房，小屁股被妈妈的胳膊夹住。两个宝宝胸腹都要和妈妈紧贴。此时可以借助专用的双胎哺乳枕，给予宝宝有效的支撑，而不是让妈妈手臂支撑宝宝全部的重量。妈妈哺乳时，要给自己腰部和手臂下准备靠垫，这些支撑物能让你在哺乳过程中更放松（图2-7）。

半躺式双胎哺乳姿势

躺着给两个宝宝哺乳也是需要练习的哺乳姿势之一。请准备3个及以上的辅助支撑的靠垫，再抱着两个宝宝上床。一个靠垫用来承托你的头及脖子。左右各一个靠垫放在你的臂弯处，用来支撑宝宝的重量（图2-9）。

随着双胞胎的长大，宝宝们可能会拒绝同时哺乳。此时妈妈可以通过改变哺乳姿势或理解宝宝想单独拥有妈妈的需求，做出相应的调整。轮流哺乳会让妈妈和每个宝宝有更好地面对面交流的机会。选择用什么姿势来进行哺乳是由妈妈宝宝共同决定的，可以依据当时情形随时随地做出相应调整。

当哺育双胞胎宝宝遇到困难时，下面两条建议也许会对你有所帮助。

1. 向身边人寻求帮助。让家人同样有时间与宝宝们建立亲密的关系，宝宝非常喜欢接受不同人的声音、拥抱。让家人参与照料、安抚宝宝，除了母乳亲喂，家人能够协助你照顾宝宝们的方式有很多，比如在哺乳时协助妈妈调整哺乳姿势；带着宝宝们出去散步、给宝宝们洗澡……家人参与照顾双胞胎会让妈妈拥有更多放松休息的时间。

2. 借助好用的双胞胎哺乳工具——双胞胎哺乳枕。当你每只胳膊都抱着一个宝宝时，其中一个宝宝需要调整衔乳，这时使用哺乳枕能更好地帮助妈妈解放双手。在哺乳过程中熟练地运用哺乳枕也是需要妈妈提前练习的。

哺育双胞胎宝宝，常常会让妈妈感到身心疲惫。你一定要照顾好自己，信任家人，依靠他们的帮助。如果妈妈过于劳累，反而影响照料哺育宝宝的效果。

二、如何顺利哺育二宝

越来越多的年轻父母开始"追"二宝。不论是精心准备，还是"意外收获"，当老二来临的时候，新妈妈都希望这一次母乳哺育可以实现得更顺利。

但是，如果第一胎哺乳不成功，或运用了错误的断奶方式给大宝断奶都可能会给你的乳房造成一些问题，如乳腺管扩张明显、乳晕在不胀奶时也不柔

软……这些都可能成为你母乳哺育二宝时的障碍，给你和宝宝在哺乳初期带来困扰。

不过，再次哺乳也有好的方面，你的乳房会因为二宝的来临，再次投入"工作"。它的产量和状态取决于二宝。如果你和二宝配合默契，他会为你解决第一次哺乳过程中遗留的乳房问题！建议妈妈掌握二胎哺乳时你的乳房变化，在二次哺乳前先给乳房健康状况做个评估。必要时也可以向专业的医护人员寻求帮助。

（一）产后对乳房状态进行评估

通常产程结束乳房并未马上充盈，以手按压乳晕时，乳晕应是柔软且富弹性的，这时的乳房状态方便尚未掌握吸吮技巧的新生儿衔乳。健康的乳房在产后初期整体柔软，哺乳后也不会有任何不适，但如果你在产后初期感觉双乳局部（尤其是乳房外侧）胀硬，用手按压乳房深处有明显颗粒感或条索状，那么有可能是上次哺乳时遗留的问题或是孕前产生的乳腺增生。

针对乳房这种情况，建议你在哺乳前先温柔地按摩乳房并尝试手挤奶，

直至乳晕处柔软容易出奶，再让宝宝衔乳。在宝宝吸吮的同时，手在乳房胀硬的局部深压、轻揉。哺乳时，妈妈宝宝这样的配合会在几天内显著改善乳房畅通情况。

（二）产后乳房生理性肿胀及体质因素导致的乳腺堵塞会更明显

第二胎产后胀奶通常比第一胎时来得更早且症状更加明显。正常的胀奶通常是整个乳房全部充盈，如果哺乳不充分，你的腋下及乳房外侧有疼痛感。而在第一胎母乳哺育中受过伤的乳腺部位可能首先肿胀且痛感明显，因此更需要尽早地让宝宝吸吮。

掌握有效的吸吮方法及正确的哺乳姿势会让你应对第二次的生理性肿胀从容很多。当你感觉乳房肿胀时，可以尝试使用冷毛巾或卷心菜叶作局部冷敷缓解。

从胀奶开始，你会发现，曾经的乳腺损伤部位胀感和痛感明显，较第一胎可能需要更长的时间才能恢复。给大宝母乳哺育时，妈妈就因为体质因素，频繁出现乳腺堵塞，例如脂肪代谢因素产生的乳汁淤积等。如果在你第一胎母乳哺育之后并没有对身体状况进行针对性的调理，在给二宝哺乳时，会更早地出现类似状况。不过，随着二宝哺乳时间延长，二宝吸吮得更加有效和娴熟，妈妈的乳房问题会逐渐好转并恢复健康的状态。

第一胎和第二胎的奶量并无直接联系。乳房是根据有效吸吮刺激来决定"产量"，有效吸吮多，乳房移出的奶量越多，奶量就会越大。每一胎都是新的历程，新妈妈放宽心去体验！

（三）怎样平衡给两个宝宝的爱！

"一天，大宝突然跑过来说，'妈妈，我也要吃奶！'，我很自然地对他说，'来吧，跟弟弟一块儿吃'，可是他早已经忘记如何吸吮，真的吸不出来。我只好耐心地告诉他，'妈妈教你吃，伸出舌头，张大嘴，大口含住，不许咬妈妈。'就这样，大宝从最开始每日都在我的乳房吃上一会，慢慢地只像打招呼似地吃上几口然后就跑开了。

过了将近1个月，大宝主动和我说，'妈妈，我决定了，我不吃你的奶了，你的奶没有酸奶好喝，还是留给弟弟喝吧！'于是，可爱的大宝再也没有要求和弟弟一起吃奶，也从未对弟弟吃奶产生嫉妒之心。因为他知道我随时都愿意回应他的需要，就算有了弟弟，也没有抢走妈妈的爱。"

——二宝妈

也许你的大宝早就不吃母乳了，但当他看见二宝开始24小时"无限畅饮"，随时都可以"独占"妈妈时，他也十分想参与进来，分享妈妈的乳房和爱。这时，你不要轻易地拒绝他，无论他多大都可能会对你和二宝的这一亲密的行为"吃醋"。你们可以一起重温过去的亲密时光，并且告诉他，"你小的时候，妈妈也是这样喂你的，你还记得吗？那时候的你也像弟弟（妹妹）一样整天都要吃奶，这么快你就长大了。"

第六节　选择和培养你的哺乳同盟

你或许听过，"养育一个孩子需要举全村之力"这句谚语。同样，在你开始母乳哺育的过程中，支持者和同盟者同样十分重要。一句温暖的鼓励、一声安慰的话语、一个友善的拥抱或是在哺乳技巧上的支持，对处在产后哺乳困境中的新妈妈来说，都是万分可贵的。把握你身边的资源，让他们成为你母乳哺育过程中的坚实依靠！

一、支持母乳哺育的月嫂

一个支持母乳哺育的好月嫂，不会在你遭遇母乳哺育困难时建议你轻易放弃母乳。在选择月嫂时，你不妨多追问她们几个对待母乳哺育态度的问题。

问题1　如何安排产妇的月子生活？

答案解读：大包大揽的月嫂看起来让产妇轻松，当月嫂合同期满之后，全家人都会陷入慌乱之中，你可能会用很长一段时间来适应没有帮手的日子。好月嫂应教会新妈妈如何做妈妈，如何照顾新生宝宝。

问题2　回家以后，宝宝由谁来带？

答案解读：妈妈可以学习月嫂带宝宝的技巧和方法，在哺乳和育儿中，月嫂更多的是辅助作用，而不是主导作用。如果妈妈在月子期间只哺乳不哄抱宝宝，那么当宝宝哭闹的时候，有可能选择安抚她的月嫂而抗拒吃母乳。最后当月嫂以"宝宝哭闹是没吃饱"为由，要求添加配方奶时，妈妈往往只能妥协。

问题3　宝宝夜里是和妈妈睡还是和月嫂睡？要不要哺乳？胀奶了该怎么办？

答案解读：也许月嫂回答你，"夜里你要多休息，不需要哺乳，宝宝交给我好了。"于是在月嫂的建议下，新妈妈夜里要忍受乳房胀硬的痛苦，或使用吸奶器定时挤奶。这两种方式都可能会给你的乳房造成问题。一方面新妈妈因贪睡而导致乳房排奶不及时，乳房泌乳量会逐渐减少；另一方面，对于小宝宝来说，如果整夜不吃奶会缺少热量补给，以奶瓶哺喂夜奶的宝宝更容易出现奶嘴依赖甚至乳头混淆。

问题4　询问月嫂是否支持母乳哺育？照顾过几个纯母乳亲喂的宝宝？如何辨别奶水不足，如果奶水不足月嫂建议你怎么做？

答案解读：你可以按照前文介绍的内容辨别月嫂是否了解母乳哺育，对于母乳不足直接加奶粉的，或者夜里让妈妈睡觉，月嫂一人带孩子的，看起来省事，实际对你母乳哺育毫无帮助。而没有带过纯母乳哺育宝宝的月嫂，对于婴儿安抚技巧、按需哺乳等都没有实际经验，很可能会因为根深蒂固的按时哺乳的观念、宝宝哭是吃奶信号的误解，而在照顾月子期间，劝说妈妈相信"奶不足"，而过早开始添加瓶喂甚至是补充配方奶。

二、寻找专业的哺乳指导

一次错误的通乳经历带给你和宝宝的伤害是无穷的，找到一个真正关心你，关心你乳房健康，帮助你哺育的哺乳指导。好的哺乳指导她应该是——

1.具有相关资质证明，并进行了系统的学习。这要求你了解颁证机构的培训状况。有些培训机构为了挣钱，往往交钱就给证书，还可以同时获得多个相关证书，培训以"师傅"手把手带为主，必要的哺乳与乳房护理常识不教授。"师傅"往往只负责照本宣科，自己都没有实践经验，或者是自己的经验都是错误的，没有与时俱进的学习探索，以讹传讹的方式教授错误的技能。

2. 能够和妈妈一起找到乳房问题的原因。哺乳期乳房问题大多来自于错误的哺乳过程，如果哺乳指导抛开问题产生的源头不管，只是对着乳房做按揉，会导致问题反复出现，不断打击妈妈坚持哺乳的信心。

3. 能以科学无痛的手法处理已经产生的乳房问题，能逐步改善妈妈乳房不适。小心那些暴力的"揉面团式"通乳、催乳方式，暴力对待乳房的做法往往给乳腺健康带来隐患。

三、和你观点一致的家人

建议你孕期应带着家人一起去参加新生儿喂养护理的宣讲课程。让他们也了解母乳哺乳的最新资讯与哺乳技巧，更多地了解母乳哺育对母婴双方健康、对宝宝的生长发育所起的重要作用。在母乳哺育问题上，全家人观点达成一致。在宝宝出生后，家人可以给予新妈

妈更多的鼓励和支持。

在新妈妈产后体力恢复后，帮助新妈妈深度参与育儿，成为一名真正亲自哺育的妈妈，而非单纯哺乳的"奶妈"。家人为新妈妈提供的帮助有：准备新妈妈产后营养均衡的饮食；共同学习安抚宝宝的技巧。和新妈妈一起学会观察宝宝的行为模式，了解宝宝的需求；帮助新妈妈建立哺乳的信心，当新妈妈遭遇哺乳困难时，和她一起积极地寻找原因。

家人也要避免过度的帮助，越俎代庖。如果替代了母亲的工作，会使母婴间的天然连接产生隔阂，给妈妈熟悉宝宝造成障碍。

四、充分发挥奶爸的哺育作用

奶爸可以做什么？母乳哺育不是妈妈一个人的事情。妈妈哺乳，父亲哺育，两个人一同体验。奶爸可以做的：① 支持新妈妈母乳哺育的决定，与妈妈保持足够的沟通。② 负责照顾其他家人的情绪及生活。③ 在新妈妈哺乳时，帮忙调整妈妈或宝宝的姿势，让她

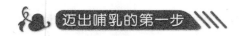

们彼此更舒适。④ 承担夜间及休息日照顾宝宝的责任，保证新妈妈得到足够的睡眠和休息时间。⑤ 帮忙采购新妈妈必须的物品。⑥ 帮忙查询新妈妈所需的哺育资讯。⑦ 每日给新妈妈一个爱的拥抱、一次温柔的身体按摩、一杯充满爱意的温水、一段温暖人心的爱的宣言。

第三章　帮助乳房在哺乳期顺利 "工作"

哺乳期，是乳房最需要得到精心呵护的时期！很多妈妈只顾喂饱宝宝，而忽视了自己的乳房健康。只有让乳房保持最佳的健康状态，你和宝宝才能更自在地享受母乳哺育的时光！本章将介绍哺乳期最常见的乳房健康问题，希望每个哺乳妈妈都能爱护乳房，爱惜自己！

第一节　会影响哺乳信心的乳房问题

一、生理性的乳房肿胀

新妈妈在分娩后3~4天，会感觉到乳房充盈起来了。这是乳房受身体激素改变的影响，乳腺充盈带来的感觉。有时候，由于乳腺组织的充盈带来乳房内静脉或淋巴回流不畅，受到压迫的乳腺管难以顺畅排乳，整个乳房会出现暂时的肿胀情况。如果哺乳不及时，乳房肿胀持续加重，乳房会越来越紧绷。而紧绷的乳房又会增加新生儿衔乳、吸吮乳汁的难度，让哺乳变得越来越困难。关于生理性的乳房肿胀这一产后常见问题，很多新妈妈听说过这样的建议：

"赶紧拿热毛巾敷！"

"要揉！一定要使劲儿揉开，不然以后就没奶了！"

"用梳子刮，用点力就能出来了！"

"吸奶器多吸！吸力越大的就越好！"

"让老公吸吧！"

……

这些做法究竟恰当不恰当呢？

新妈妈阿宁向哺乳指导叙述自己的情况，"从昨晚开始，奶水就下来了，乳房一下子就变得像石头一样硬，宝宝吃两口就不要吃了，我们按着他的头让他多吃，结果哭得更厉害，死活不要吃奶！只能抱开喂点奶粉，等他安静了再抱过来尝试，可是根本不张嘴！

一方面宝宝不肯吃，另一方面我的乳房痛死了！摸一下都痛，隔壁陪床的阿姨说，要用热毛巾敷，然后使劲揉，奶才能出来！我让老公帮忙揉，好痛好痛啊！我眼泪都掉下来了！生孩子都没觉得那么痛。周围的人都说，忍着点，就得这么疼，通了就好了，我眼泪掉下来也不敢叫出声来，但还是挤不出来奶，我都不知道要怎么办了……"

哺乳指导仔细检查妈妈乳房的时候，发现双侧乳房外上边缘都肿胀严重，触碰时妈妈痛感强烈。新妈妈表示，这个部位的疼痛就像身体被撞出乌青后按压的那种酸胀痛感。昨天因为这两个部位结块比较厉害，所以老公揉得力气也比较大。

哺乳指导告诉阿宁，"乳房肿胀时如果大力按揉，很容易伤害到乳房内的组织。就像扭了脚腕之后，肿起来的地方我们不会立刻去热敷，更不会去大力按揉一样。"

整体检查完毕，哺乳指导发现乳房整体呈明显的肿胀状态。哺乳指导用指腹轻轻地按压在乳房上肿胀的部位，轻轻地帮她从乳晕向乳房边缘方向推揉。这样的按摩可以帮助淋巴液回流，减轻肿胀。

帮妈妈处理完乳房里的淤积，哺乳指导继续帮她处理乳晕部位的肿胀。乳晕摸起来比较硬，皮肤紧绷。哺乳指导试着轻轻按摩乳晕，帮妈妈挤出来一些乳汁，乳晕部位皮肤弹性逐渐恢复，又试着再挤出来一些乳汁，乳晕明显软了下来。她告诉妈妈，"因为乳房整体胀得比较厉害，乳晕部位也是如此，所以宝宝的舌头不能很好地裹住乳晕，宝宝吃得不好会有挫败感，如果大人再强行让他吃奶，会让他更加抗拒吃奶这件事情。"

经过刚才一番处理之后，乳晕已经软了一些，乳房弹性也恢复了很多。哺乳指导把妈妈的床摇起45度，妈妈半躺在床上[①]，让宝宝趴在妈妈身上自然寻乳，妈妈手臂从外侧搂抱支撑住宝宝身体。大人不催促，不多提供帮助（如按住宝宝后脑勺，或揪着乳头往宝宝嘴里

[①] 半躺姿位有助于水肿的组织液回流，改善乳房肿胀。——编者注

塞），让宝宝体会与妈妈和乳房的亲近感。放松下来的宝宝慢慢地有了主动寻找乳头的动作，几次尝试之后，终于找准了方向，一口把乳头含了进去。看着小家伙大口吃起来，阿宁和家人很开心。

宝宝吃完后，哺乳指导用凉水浸湿干净的毛巾，拧干后敷在妈妈乳房上，缓解乳房的胀痛。哺乳指导建议阿宁产后勤哺乳，让宝宝多吸，保证至少每2小时哺乳1次的频率，减轻乳腺的充盈程度。哺乳前，如果感觉乳晕有点胀硬了，可以先轻揉乳晕挤出少量的乳汁，当乳晕松弛变软之后再让宝宝吃。

产后胀奶是正常的生理现象，如果乳房出现肿胀不适，可在每次哺乳后冷敷。如自己无法做到顺利挤奶或哺乳，应及时向受过泌乳相关专业训练的医护人员寻求帮助。

和阿宁有同样遭遇的新妈妈不在少数。通常，产后发生这样的乳房肿胀会持续48~72小时，并随着激素水平的变化自然消去。很多产后及时频繁哺乳的妈妈发现，乳房的充盈即使不采取任何措施，也不会变得严重，

不会难熬，甚至不会被明显感觉到。如果用错误方法处理，反而会加重肿胀，造成更多问题。

（一）乳房肿胀时小心那些错误的方法

热敷？

回答：不宜！

原因：热敷会加速局部血液循环，一定程度上起到促进乳汁分泌的作用。在乳房肿胀，乳汁不能顺利流出的情况下，热敷无疑会让乳房更加胀满，加重肿胀，让妈妈更加不适。

什么时候适合热敷？在哺乳期，如果妈妈确实感觉乳房完全柔软不胀，乳房没有疼痛或局部肿块，出奶量明显低于宝宝需求时，可以在哺乳前采用热敷（温度以皮肤感觉温热舒适为宜，避免温度过高造成皮肤烫伤），热敷时避开乳头、乳晕，持续时间3~5分钟。同时喝杯温水，对肩背部做缓和的按摩，这样有助于增加乳汁排出。

大力按揉？

回答：不宜！

原因：按揉的目的是为了把不容易流出的乳汁大力挤压出来。在已经水肿的乳房上大力按揉，很容易造成新的伤

害，因为肿胀的组织比正常的组织更加脆弱！此时只要冷敷或轻柔按摩帮助消除肿胀，就可以解决乳汁流出不畅。只要乳房肿胀不严重，让宝宝吸吮也可以安全有效地排出乳汁。

宝宝不愿吃也得尽量让他吃？

回答：不宜！

原因：宝宝不吃也必然是有原因的。新生儿吸吮力比较小，妈妈乳房又胀硬得厉害，宝宝衔乳困难吃不到，会很有挫败感。如果大人再强行按住宝宝的头让他吃奶，只会让宝宝更加抗拒。吃奶是一件这样痛苦的事情，谁还会愿意去做呢？

爸爸帮忙吸乳房？

回答：不宜！

原因：很多妈妈会找爸爸来救急。虽然有时爸爸确实能吸出些乳汁，但也会让妈妈的乳房觉得疼痛不适。成人口腔与宝宝不同，宝宝两颊有厚厚的脂肪垫，在吸吮时，脸颊会充分鼓起，保护好含入的乳头。宝宝的舌头在吃奶时也能配合吸吮吞咽的节奏，适当地波浪般运动，给乳晕比较舒适的挤压。这些动作，成人很难做到。

也常有爸爸表示，帮妈妈救急吸奶后，下颌疼、嗓子疼、牙床疼等。所以，如果爸爸帮忙真是当下唯一可行选择，请爸爸务必模仿宝宝吸吮特点，不用蛮力。

（二）正确解决生理性乳房肿胀的方法

每个人身体的敏感度不同，有些妈妈遇到了生理性的乳房肿胀却察觉不到；有的人对很轻微的肿胀都会觉得痛苦不已；有的妈妈乳房摸起来即使已经肿胀得比较严重了，自己却不觉得如何难受。哺乳期遭遇生理性乳房肿胀，要如何自我护理呢？相信这是所有新妈妈最关注的问题。你可以从两方面着手——解决乳房水肿与解决乳汁淤积。

1. 缓解肿胀最有效也最安全的做法是冷敷。冷敷要掌握好时机，最好在哺乳或排乳之后。敷上凉毛巾或卷心菜叶，妈妈就可以休息了。冷敷的温度要以妈妈舒适为宜。冷敷时间每次20～30分钟，频率可以每日2～3次，也可以视乳房肿胀程度增加次数。如肿胀已缓解，可以停止。

2. 排出乳汁最安全有效的方法是频

繁哺乳。24小时内哺乳12次或更多，可以有效帮助妈妈缓解乳房胀痛，还能帮助乳房在生理性的肿胀消除之后增加奶量！

（三）母婴分离如何处理生理性乳房肿胀

可是在某些情况下妈妈没有办法做到频繁哺乳，比如宝宝住院，母婴分离。此时就需要用其他方式排出乳汁。

1. 用正确的手挤奶方法定时挤奶。要注意错误的手挤奶方法同样会伤害乳房。如果你挤奶时感觉乳房非常疼，或者在挤奶后发现乳房局部出现红紫色瘀痕或局部肿痛，这是提醒你挤奶的手法可能有误。你需要寻求其他正确有效地帮助，避免身体受到伤害。

2. 使用医用级别的吸奶器吸奶。处在哺乳初期的乳房很脆弱，乳房还没有完全适应外力牵拉的过程。家用型的吸奶器并不适合此时的乳房（通常家用型吸奶器的说明书中会建议产后4周后使用，或类似的提示）。医用级别吸奶器也应在医护人员的指导下使用，因为无论什么样的吸奶器，一旦使用不当都有可能导致乳房受伤。切勿因为着急而使用过大吸力，过久吸奶。

你在使用吸奶器之前，需要确保乳房做好了"准备"——乳晕应是柔软的，乳头排乳顺畅。我们可以先用指腹轻轻按压在充盈的乳房体上，轻轻画圈按摩乳晕[1]，这样可以让乳晕变柔软；使用吸奶器时，护罩不要用力扣在乳房上。初次使用，注意调整到低档位，以乳房没有不适感为标准，每侧单次使用10~15分钟即可，2~3小时使用1次。等乳房适应了吸奶器的刺激之后，可以逐渐延长吸奶器吸奶的时间，每侧单次吸奶最好不要超过15分钟。

---

[1] 按摩乳晕适合用在乳房相对胀硬的时候。此时乳管内充盈度较高，乳头、乳晕被胀得不易含入、宝宝舌头不易形成凹槽状卷裹并挤压乳头。可采用乳晕反向施压按摩法：将拇指或示、中二指第一指节的指腹，横放在乳晕上，宝宝衔乳时上下牙龈的位置，有规律地向胸腔方向下压，每次压下时缓慢地数数至50。之后将手指围绕乳晕移动1/4圈（对应之前按摩位置的垂直方向），进行相同的动作3分钟左右，直到被按摩的位置变得柔软（尤其是宝宝下颌对应的位置），再开始哺乳。每次哺乳前这样做，有利于宝宝充分衔乳，能在哺乳时更顺利地排出乳汁，直到胀奶情况得到缓解。——编者注

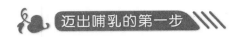

（四）乳头扁平或凹陷的妈妈遭遇乳房肿胀

妈妈的乳头扁平或凹陷本就不利于宝宝衔乳，当新妈妈乳房出现肿胀，衔乳会更困难。想象一下，如果要你去含住个结实的皮球，会怎样？嘴张得再大，也很难顺利含入！

在分娩数天后如果母婴双方都没有机会很好地接触和哺乳，一方面新妈妈乳房的胀痛感会加剧；另一方面，宝宝因缺少顺利吸奶的经历会更没有耐心学习吃奶。有的宝宝甚至会由于费力衔乳及伤心哭闹而导致能量消耗大，体重下降加快。此时需要家人加倍耐心安抚宝宝，减少他剧烈哭闹！

乳头扁平或凹陷的新妈妈产后遇到这种情况，要先对乳房进行正确的按摩。当你感觉乳房前部较为松软后，将乳房压成"三明治"（乳房前端捏成"一"字形，利于宝宝充分含乳），使乳房向前端延伸更多，将皮球状的乳房重新塑形为圆锥状，以便于宝宝衔乳。如果家人掌握不好具体方法，建议寻求受过泌乳相关专业训练医护人员的帮助，再根据实际情况进行护理与哺乳支持。

二、乳头酸痛

"每次当宝宝衔起乳头，我都要倒吸一口凉气。"扬扬向哺乳指导描述自己最初的哺乳感觉"等宝宝吃得不那么使劲儿了，才觉得乳头要轻松一些"。

哺乳指导认真检查了扬扬乳房的情况，乳头、乳晕部位皮肤确实有些干硬、肿胀，但并没有发现有明显破损的伤口。检查完妈妈乳房，哺乳指导还观察了一下宝宝的口腔，当她用手碰触宝宝的脸颊刺激他的觅乳反射时，发现宝宝的舌头可以很好地伸出嘴唇外面，舌尖能够自然卷起，可以排除宝宝衔乳的问题。

通过观察这对母子的哺乳过程，哺乳指导发现，宝宝衔乳时离妈妈乳房较远，每次衔乳都要很用力的"咬上"，同时扬扬认为"如果宝宝吃饱了，应该会自己松嘴吐出乳头"，所以每次哺乳的时间都要1~2小时，哺乳时间过长，扬扬无法一直搂紧宝宝，宝宝在吃奶的大部分时间里，身体远离扬扬，妈妈的乳头一直被轻微拉扯着。

不管距离上一次喂奶有多长时间，一旦宝宝哭闹了，扬扬就继续"按需哺乳"！看来扬扬哺乳疼痛仅仅是因为柔嫩的乳头并没有适应频繁喂奶而造成的酸痛，这也是很多新妈妈在哺乳初期都会遇到的问题，在对疼痛比较敏感的妈妈身上更多见。

针对这位新妈妈哺乳时的乳头酸痛情况，哺乳指导建议她：① 每次哺乳后，挤几滴乳汁均匀地涂抹在乳头和乳晕上，等待自然风干。等乳汁风干之后再均匀地抹上一层薄薄的羊脂膏。纯的羊脂膏可以有效地缓解哺乳后乳头、乳晕的酸痛。② 结束哺乳后，如果乳头疼痛不适，避免衣物摩擦乳头，在家尽量裸露乳头。如果不方便，可以购买乳头保护罩，在喂完奶后戴起来隔离衣物，减少衣物与乳头的摩擦。③ 坚持正确的哺乳姿势，母子双方经历过几天的哺乳磨合之后，乳头的疼痛情况会逐渐减轻。④ 如果疼痛一直没有好转，说明妈妈哺乳的方式或宝宝衔乳有问题，要及时调整。

类似扬扬这种哺乳初期乳头酸痛的情况，在哺乳期很常见。即便你的哺乳姿势看起来似乎和教科书上描述的一样，宝宝吮吸的学习也非常好，但你还是会感觉到乳头酸痛。一些怕疼的妈妈或许会因为这样的疼痛而失去信心。

正如有经验的老人常说，"刚开始喂奶都会有点不舒服，过几天自然就会慢慢好起来。"事实正是如此，乳晕和乳头的表皮之前从来没有在短时间内经受过那么多的摩擦和拉扯刺激，它难免需要一个适应期，所以在最初几天的哺乳过程中，一些新妈妈会明显感觉难以忍受的疼痛，而对哺乳产生恐惧。不过，请放心！这种疼痛的情况只是暂时的，只要你哺乳姿势正确，你和宝宝的配合也会越来越好，最初哺乳时乳头的疼痛感也会逐渐地消失。

针对哺乳初期的乳头酸痛，先参照下列提示对自己的哺乳姿势和宝宝的衔乳进行评估：

☐ 哺乳时，妈妈和宝宝的身体是否做到胸腹相贴。

☐ 妈妈是否能给宝宝的身体足够支撑，使他的身体呈直线，自然放松地躺在你的怀里。

☐ 宝宝的下巴是否紧贴你的乳房。

☐ 观察宝宝的衔乳，他在衔乳的

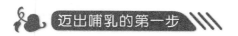

时候嘴巴是否张得够大（宝宝的嘴张得越大，越有利于舌头自然外伸，衔乳时也不会造成妈妈乳头疼痛）。

如发现自己的哺乳姿势有问题，可以参照本书第二章进行调整。

如果以上评估均做到，可乳头酸痛还是明显，比较常见的可能是：宝宝习惯吸吮奶嘴而导致吸吮技巧不良、舌系带短紧、乳头念珠菌感染、乳头过度清洁或药物的影响、怀孕或经期。

评估后，仔细检查乳头是否有外伤。如果有外伤，先要做好伤口处理，可参照本书第三章的内容。如果没有发现外伤，并且哺乳姿势和宝宝衔乳都没有问题，你可以初步判断目前的疼痛仅仅是哺乳初期乳头酸痛现象。你可以仔细感受一下，哺乳时乳头的疼痛是否是尖锐性的疼痛。如果是，要考虑乳头上可能已出现不易察觉的皲裂或感染问题。

如何区分哺乳初期的乳头酸痛和乳头皲裂

哺乳初期的乳头酸痛　通常都是正常的哺乳期现象。简单地说，乳头酸痛会常出现在反复频繁地长时间吮吸之后。这种情况常发生在哺乳的最初几天。随着乳头、乳晕部位皮肤耐磨性增强，乳量自然提升，以及宝宝衔乳时间缩短且哺乳间隔时间拉长，哺乳初期的乳头酸痛就会好转。这样的疼痛偶尔也会发生在泌乳量增长期或是在宝宝恋奶期。

乳头皲裂　通常都是由于哺乳姿势或宝宝衔乳姿势出现问题后造成的乳头外伤。伴随尖锐性疼痛，疼痛感会比乳头酸痛要强，同时可见乳头表皮皲裂、出血或出现水疱、结痂等状况。

三、乳头皲裂

常听老人们说，刚开始喂奶乳头都会破，过几天慢慢就好了。于是很多妈妈带着伤痛咬着牙继续坚持着。有的

妈妈确实会如老人所说，乳头反复皲裂后，乳头皮肤变得有韧性了，不觉得喂奶太疼也不会破裂出血了。可也有妈妈哺乳数月，乳头频繁出现破裂出血、水疱甚至化脓……疼痛从未减退，只是妈

妈的内心越来越坚强！乳头皲裂真的是哺乳期必须经历的过程吗？哺乳妈妈遭遇乳头皲裂该如何快速恢复呢？

乳头皲裂的主要原因是宝宝衔乳不正确。乳头部位的表皮薄而脆，当宝宝衔乳出现问题的时候，他的舌头不能很好地裹住更多乳房，让乳头自然地延伸到自己的口腔深部。在宝宝吃奶的时候，舌头及上腭会反复摩擦没有达到口腔深部的乳头，这样就很容易造成乳头皲裂。

安晴的儿子吃完奶后，常会在打嗝时溢出些许乳汁，但今天溢出的奶中竟然有血丝，这让新妈妈很担心。她带着宝宝去儿童医院检查，医生说宝宝生长很正常，但是乳汁中的血丝又是从哪里来的呢？

她咨询了哺乳指导，对于这个奇怪的现象，哺乳指导沉思了一会说，"这血丝很有可能是你的血，正是因为妈妈乳头破了出血，宝宝把少量的血液同乳汁一起吃进去了，在吐奶的时候，会出现少量血丝的情况。"

哺乳指导让安晴用平常的姿势哺乳。她观察到宝宝吃奶的时候，肚皮和

两只手都是朝天的，然后扭着脖子吃奶。而妈妈为了不让宝宝吃得难受，故意把身体低下去迎合宝宝。这样的哺乳姿势，母婴都不舒服。当宝宝吸吮减缓放松睡着时，安晴想要把乳头撤出来，于是她用手按压宝宝的下巴，结果还没睡熟的宝宝迅速地合紧嘴唇，不肯松嘴。等乳头强行拉出后，乳头表面已经明显泛白、轻微脱皮和皲裂。如果仔细观察，还可以发现妈妈乳头皮下有很多瘀血点。

找到了问题的症结，再次哺乳时，哺乳指导在妈妈背后放置了一个靠垫让安晴坐直身体，又在宝宝的身体底下垫了个枕头，帮助宝宝把下面一只手搭在妈妈的腰上。这样宝宝吃奶的时候，肚子紧贴妈妈身体，宝宝再张嘴含上乳房后，明显看到宝宝的下巴紧贴住妈妈的乳房了。

"嗯，现在喂奶舒服多了啊！我从来没感觉这样轻松过！"安晴高兴地说。

通过安晴的案例，我们知道乳头皲裂除了和宝宝衔乳的方式有关外，不正确的哺乳姿势也是造成乳头皲裂的一个重要因素。在哺乳姿势不对的

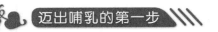

情况下，宝宝如果扭着脖子吃奶，他伸长的舌头不能很好地保护妈妈的乳头。他在吃奶时舌头及上腭会反复摩擦乳头，很容易造成乳头受伤。当哺乳结束，如果妈妈强行撤出乳头，在与宝宝小嘴抢夺拉扯过程中，势必也会加重乳头的伤势。母乳哺育过程中出现乳头皲裂又该如何处理？

1. 如果发现乳头皲裂，首先要考虑是不是宝宝衔乳有问题，同时调整自己的哺乳姿势，通常妈妈调整好哺乳姿势就可以很轻松地解决这个问题。参见本书第二章的内容选择多种适合你们的哺乳姿势。

2. 如果发现乳头表皮已经破裂出血，不要让宝宝衔乳时间过长。过久地让宝宝衔乳不利于乳头伤口愈合。宝宝吃饱后即撤出乳头。尽可能多裸露乳头。在每次哺乳之后将乳汁涂在乳头上，然后让乳头自然晾干，有利于乳头上的伤口恢复。

3. 撤离乳头时，如果宝宝已经熟睡，用手轻压宝宝下巴，使宝宝张嘴解除他口腔里的负压，这样可以比较轻松地撤出乳头。如果撤离时，宝宝仍然用舌头紧紧地裹着乳头，妈妈将干净的手指从宝宝嘴角探入，支撑在宝宝的上下牙龈之间，保护乳头撤出时不会被宝宝咬到。

4. 在母乳亲喂的过程中，受伤的乳头因受到宝宝吸吮及宝宝口腔内消化酶连续较长时间的刺激，会导致伤口难以愈合，加剧乳头疼痛。这个时候你可以选择暂停亲喂，正确使用吸奶器吸出乳汁，避免乳房继续受到伤害。等到乳头的伤口痊愈之后，妈妈再恢复亲喂。这样就可以不再受疼痛的困扰了。

暂停亲喂时需要注意的事项：① 保证每日挤奶的次数，按照宝宝亲喂频率挤奶，保持乳房正常泌乳。挤奶方法可以是手挤奶或者吸奶器吸奶。② 尽可能裸露乳头，挤完奶后可以涂一些乳汁在乳头上，然后让乳头自然晾干。

另外，除了妈妈的哺乳姿势和宝宝衔乳原因外，念珠菌感染或乳头湿疹也会导致乳头易出现破损。

乳汁里有血！

有时候，奶中带血并非只有乳头表面皲裂一种原因所致，其他比较大的可能是：

● 乳管过度充盈时，因受到较大的外力抽吸导致出血。如产后为了增加泌乳量，或胀奶时为了缓解胀痛，而高强度使用吸奶器，这样做容易造成乳房出血。

● 宝宝开始长牙，因为口腔不适而啃咬妈妈乳头导致乳头根部破损。

● 外力撞击、挤压、揉搓乳房导致乳腺受伤出血渗入乳管，随乳汁排出。

下面两种情况要特别注意：

严重的乳头皲裂可能造成乳房"暗伤"

在月子里，很多新妈妈因为哺乳技巧不熟练，哺乳姿势有问题，造成乳头皲裂；也有因为宝宝乳头混淆或者其他原因导致含乳方式不好，吸吮效率不高长时间衔乳，造成妈妈乳头受伤；在哺乳结束时，妈妈强行撤离乳头造成乳头、乳晕受伤……可能这些伤害并不是只在乳头表皮上，有的可能已经伤害到乳房皮下组织。即使乳头表皮上没有伤口或者伤口已经愈合了，但乳房的"内伤"并没有痊愈。如果妈妈的哺乳技巧和宝宝衔乳的方式一直没有得到纠正，哺乳时的疼痛就会一直持续。

严重的乳头皲裂还可能造成神经性疼痛

也有医生认为，如果哺乳时妈妈一直感觉到乳头疼痛，这种持续的刺激就会造成机体产生应激反应。妈妈也会因为疼痛的刺激导致神经紧张，把喂奶和疼痛这两件事直接联系起来，只要亲喂就会引发乳头疼痛反射。即使乳头伤口已愈合，或者宝宝衔乳正确，疼痛也不会减轻，一直漫射到整个乳房甚至背部神经。这种疼痛可能就是单纯的神经性疼痛。

当乳头皲裂严重到必须停止亲喂的时候你也要注意护理好乳房：正确使用吸奶器定时吸出乳汁维持乳房泌乳量，避免因为停止亲喂后造成乳汁排出不充分，导致产生新的乳房问题。在恢复亲喂后也要注意自己哺乳的感受，如果疼痛感仍然存在，建议暂停亲喂让乳房继续"休养"，等到完全恢复的时候再亲喂。

四、乳头上的"白点"

乳头上出现"白点"也是和宝宝吃奶时衔乳不当有较大关系。当宝宝衔乳不好的时候，宝宝的吮吸力会对乳头表面某个部位负压过大，如果宝宝再拉扯乳头，就很容易导致损伤，以致于阻塞乳头上的输乳孔，进而形成"白点"（也可能是水疱）。预防这个问题的关键是纠正宝宝的衔乳，同时还要防止宝宝吃奶时拉扯妈妈的乳头。

"白点"出现有时是因为乳房内局部出现淤积，在哺乳的过程中，堵塞物以各种形态从乳孔排出，有时是牙膏状，有时是硬质颗粒状。

你也许并没有在乳头表面发现"白点"，但乳房内局部已形成棱角分明的淤积肿块。哺乳时，妈妈刺痛明显，宝宝用力吸吮也无法疏通淤积。在宝宝吃奶时，乳头内可能同时伴有痛感，这种感觉就像是肉里卡入了"砂粒"。当"砂粒"终于被排出，要仔细摸才能发现小小的白色硬质颗粒，如粉刺般大小。如果是遇到这种情况，有可能是浓稠的乳汁中钙的沉积物。如果总是频繁出现类似的状况，你要考虑近期是否在口服钙片，又或者最近是否大量食用乳制品或动物脂肪，注意调整饮食。

杨阳在自己乳头的正中央发现有个非常小的"白点"！她在网上寻求妈妈们经验，有的妈妈说要用针挑，有的说不能挑，因为挑过之后会容易感染。到底要怎么做，她心里也没有底。

杨阳带着宝宝去请教哺乳指导，哺乳指导详细询问了杨阳最近的饮食、生活作息等情况。回忆起来，最近老公经常加班，也没有老人帮忙，杨阳一个人既要带宝宝还要料理家务，非常辛苦，而且宝宝吃奶时也不认真，老是拖拽她的乳头。

哺乳指导仔细地检查了杨阳的乳头。左侧乳头正中如杨阳自己看到的有个小"白点"，并且在乳房上方有个棱角分明的硬块。杨阳说，觉得这硬块像石头一样压得自己很难受。不摸都疼！于是，哺乳指导一边跟杨阳聊天，一边轻柔地帮助她处理乳房的不适，让她尽量放松下来。最初小"白点"的位置，完全不出奶。随着哺乳指导娴熟地挤压与按揉，清亮的乳汁逐渐渗透而出，紧接着小"白点"破了，乳汁如泉水般涌出，喷了一会儿之后，乳房上的硬块也不见了，杨阳顿时觉得倍感轻松！

哺乳指导告诉杨阳是乳头开口处恰好被堵住了。乳头上的"白点"就像是红酒瓶上的软木塞一样塞住了乳头输乳孔，以至于母乳无法顺利地排出。被阻塞住的部分乳腺组织里充盈着乳汁，随着肿胀加剧才变成了较大面积的硬块。从杨阳的情况来看，造成阻塞的原因有3个：① 近期劳累，疲劳容易导致身体状态不佳。② 饮水量不够，身体水分不足可能会影响奶阵的次数。③ 宝宝吃奶时不老实，经常拉扯乳头造成局部损伤，阻塞了输乳孔。

哺乳指导叮嘱杨阳，哺乳时要注意调整宝宝衔乳，避免他拉扯乳头。现在乳头"白点"已破开，尽量裸露乳头，并及时清洁更换内衣、防溢乳垫，保持自然干燥，注意避免感染。如有明显痛痒不适，及时就医外用药物护理。

当你发现乳头上出现"白点"，下面几条处理建议供你参考：

1. 保持健康的生活习惯。注意休息，尽量和宝宝同步睡眠。保持饮水量，哺乳期每日的饮水量按照每次哺乳前都喝一杯水（200~250毫升）。如果白天哺乳间隔较长，也可以适度增加饮水量。同时不要吃过于油腻的食物，比如肥肉、油炸食品等。

2. 纠正宝宝的吃奶姿势。发现宝宝扭头衔乳，要及时调整你的哺乳姿势。如果宝宝处于吃奶不专心的月龄，吃奶时经常拖拽妈妈的乳头，针对这种情况，你应该尽量在安静的环境给宝宝哺乳；或者当你发现宝宝吃奶时不专心，就停止哺乳，避免他伤害妈妈的乳头。

3. 让宝宝"吃通"。乳头上出现的"白点"通常要1～3天才能被宝宝"吃通"。在哺乳前以温水或植物油浸泡软化乳头的表皮，有利于宝宝吸吮时实现畅通。当你感觉乳头有尖锐的刺痛感，预示着就"白点"快被宝宝"吃通"了。这期间乳房胀硬部分可以外敷卷心菜叶，同时要避免热敷和大力按揉乳房等错误处理方式。

4. 口服卵磷脂。有部分哺乳女性因个人体质因素导致频繁出现"白点"，且乳汁淤积，可以在医生指导下每日服用3~4次，每次1200毫克卵磷脂胶囊，有助于预防和治疗乳腺管堵塞。

乳头上的"白点"不要自行挑破，如果工具不卫生，很容易引起感染，造成患部反复发作。如果"白点"是很明显的水疱状，可请专业的医护人员尝试用消毒针轻轻将表面挑破（不要向乳头内扎），乳汁流出后就会好转。如果"白点"破了，注意避免感染，遵医嘱使用抗生素药膏涂抹。

警惕下面的做法

● 用猫胡子、鬃毛等细长的不卫生的物品挑破。

● 自己抠破、拽破，或者用干毛巾、纱布之类的擦破。

● 用吸奶器吸破。

● 在阻塞形成的硬块部位大力按揉或热敷。

小心念珠菌感染！

念珠菌是种真菌，最适宜生长在温暖、潮湿和黑暗的环境。如口腔黏膜、皮肤褶皱处、阴道、总是湿润的乳头等。

如果喂奶的时候你感觉乳头疼痛且乳头、乳晕处的表皮干燥发亮，皮肤疼痛或干痒。也有妈妈描述，疼痛从哺乳开始一直持续到哺乳结束，感觉乳头像针扎一样的疼痛，有时还会觉得疼痛深入至乳房内部。如果医生或专业哺乳指导评估宝宝衔乳与吸吮没有问题，但是妈妈仍感觉乳头疼痛，有可能是念珠菌感染，需要同时检查宝宝口腔黏膜和舌头上是否有鹅口疮，或者宝宝是否有尿布疹。

如果被医生确诊为念珠菌感染，你在日常护理中有几条需要注意的事项：

● 避免使用塑胶制品的防溢乳垫。

● 避免用刺激性强的肥皂或浴液清洁乳房，可以尝试用240毫升清水加15毫升醋清洗乳头、乳晕。

● 彻底清洁、烫洗个人衣物、毛巾，以及宝宝常会放入嘴里啃咬的玩具。

● 避免宝宝长时间衔乳、缩短奶睡时间。哺乳结束，撤离乳头时要小心，避免宝宝拉扯乳头造成乳头皲裂。

提醒：有时念珠菌感染加重，因乳头皮肤干燥在乳头和乳晕处出现裂口，一些妈妈误以为是被宝宝咬伤的。与咬伤的裂口不同，这些裂口又痛又痒，反复不愈。一旦出现这样反复不愈的情况需要及时就医，具体用药需要遵医嘱。如果同时发现宝宝口腔内有鹅口疮，那么需要母婴同时用药治疗。

五、频繁胀奶

对于乳房产奶量经常供大于求的妈妈来说，胀奶确实是件比较痛苦的事情。因为乳房会在一天内每隔几个小时，就胀得硬硬的，有些妈妈形容胀奶的感觉"每日就好像顶着两个大铅球！"

阿丽的宝宝已经满月了，之前的母乳哺育都还比较有规律，可一天夜里宝宝突然连续睡了4个小时都没吃奶，平常都是2小时左右喂1次。长时间没有哺喂，阿丽的乳房胀得像石头一样，疼痛难忍。没办法，她只好唤醒宝宝吃奶，宝宝迷迷糊糊地吃了几口之后又睡了。阿丽再用吸奶器吸奶，吸过之后虽然乳房软些了，但乳房有些地方依然很痛。

了解了阿丽的问题，哺乳指导帮她仔细地检查了乳房，发现她所说的那些酸痛的地方摸起来有些组织增厚的迹象，除此之外其他一切正常。

哺乳指导告诉阿丽，乳房酸痛是胀奶时间过长又没有及时排出乳汁导致的。

胀奶是哺乳期一个很常见的现象。处理胀奶，一些妈妈是这样做的，每次宝宝吃完，再用吸奶器吸空乳房。这个做法看起来似乎很有道理：乳房被排空了，预留的空间也就多了，胀奶就不会那么迅速。

乳腺在哺乳期不可能真正排空。乳房排得越空，越刺激乳腺组织加速"工作"，奶量也会变得越来越多，胀奶的速度自然就加快了。奶量大大超出宝宝的需求，自然也增加了乳房不健康的风险。

（一）哺乳期频繁胀奶的原因

除了上面人们的误解外，导致哺乳期频繁胀奶还有以下3种原因，却常常被新妈妈忽略。

原因1　定时哺乳。新妈妈往往不清楚宝宝到底什么时候需要吃奶，而小宝宝吃奶也没什么时间规律可循。所以很多新妈妈迫切需要一个标准让自己知道什么时间该喂宝宝了。尤其是在小宝宝频繁地吃吃睡睡阶段，可能会让产后本来已经疲惫的妈妈又多了一份紧张。于是有的妈妈会选择最直接方便的办法——定时哺乳来应对。

定时哺乳会给乳房带来频繁胀奶的困扰，因为宝宝想要吃奶的时间和妈妈计划的喂奶时间并不同步。有时没到喂奶的时间乳房已经胀起来了，于是妈妈便会用吸奶器把奶吸出来。吸出来了之后，到了计划该喂宝宝的时间，乳房比较软，妈妈又没信心喂饱宝宝了，只好把之前吸出的奶用奶瓶哺喂给宝宝。这样一来，胀奶了就想赶紧排空来缓解痛苦，不胀奶的时候又担心母乳不够。妈妈胀奶时如果恰好赶上宝宝要吃，便会舒服地喂一顿，如果没赶上，便只好吸出来。定时哺乳时间长了，当乳房泌乳的规律和奶量越来越不能和宝宝的需求相匹配的时候，你就会经常受到胀奶的困扰。妈妈既要亲喂母乳，又要不停"排空"乳房弄得自己疲惫不堪。

而自然的按需哺乳，只要宝宝或妈妈需要，都可以喂奶。乳房和宝宝需要通过不断地按需喂养的磨合来达成一种默契，乳房内乳汁充盈的时间和宝宝吃奶的时间达成一致时，就不会长时间胀奶，乳房也不容易出问题，造成乳汁淤积。

原因2　大量喝汤。"想有奶，就喝汤"，这似乎是很多新妈妈的共识。也确实有很多妈妈喝了汤之后，就明显感觉到乳房很快胀硬起来，真真切切地觉得奶多了。于是每日都要定时定量地喝下奶的汤水，即使自己不喜欢，喝到想吐了也要强迫自己喝下去，只是为了想让母乳多一些，让宝宝能吃得饱。甚至有的妈妈已经频繁的胀奶，多到宝宝吃不了，吸出来存满冰箱了也不敢停止喝汤，就是担心一旦不喝汤，乳汁就会减少甚至没有了。

其实，乳汁本身也是一种体液，乳汁的分泌要靠人体的血液循环，补充大量的液体可以促进身体血液循环，让泌乳反射更快速地发生，增加乳汁的量，妈妈就会很明显地感觉到胀奶，而要达到这个效果，通过摄入其他适当的营养均衡的液体也是可以达到的。

正常均衡的饮食就可以保证妈妈分泌足够的乳汁，大量的喝汤催奶可能会让妈妈的奶水越来越多，但是多余的乳汁并不是宝宝真正需要的，反而有可能给妈妈带来很多麻烦或者痛苦。过度地喝大量油腻的汤水，还会对妈妈的胃肠造成负担，引起消化不良，倒真的可能会影响乳汁的分泌。

原因3　宝宝的月龄尚小。在新妈妈刚生产之后的那段日子，你可能会很

明显地感觉到乳房频繁地胀奶，无论宝宝是不是需要吃奶，妈妈都会很快地感觉乳房胀硬起来。宝宝越小，妈妈胀奶的间隔时间会越短，夜里胀奶的情况，也比白天更明显一些。很多时候，听到宝宝的声音，甚至听到其他宝宝的哭闹，妈妈都会马上感觉到胀奶甚至乳汁就会溢出。

这个现象是出于母性的本能，妈妈会在还不了解宝宝食量的时候，不断地为宝宝生产粮食，避免自己的宝宝挨饿，所以在宝宝月龄小的时候，你的胀奶情况会越发明显和频繁。夜间的泌乳素分泌比白天更旺盛，所以通常在夜里胀奶会更频繁一些。当胀奶的情况持续出现的时候，你的身体自然就明白是泌乳量太高了，需要适当地减少，因而胀奶出现的概率慢慢也会越来越少，乳房也达到一个相对平衡舒适的状态。所以说，大自然的神奇之处就在于自然调整，让妈妈和宝宝之间的配合越来越默契。大多数妈妈会发现在宝宝满月之后胀奶就不那么频繁，也不那么痛苦了。

宝宝月龄尚小的时候，妈妈频繁胀

奶其实是一件很正常，也是很常见的事情，并不需要妈妈过度地去关注，保证按需亲喂，尽量和宝宝协调配合，这种情况就会慢慢得到改善。在一开始宝宝不能完全缓解妈妈胀奶痛苦的时候，妈妈需要自己处理一下胀奶的乳房，适度地排出一些乳汁，保持让乳房处在一个舒适放松的状态即可。而如果这个时候因为宝宝吃不完，怕堵奶而排空乳房，那么下一次胀奶可能就会来得更快。因为乳房的充盈度太低的话，身体接收的信号就是"没奶了哦，宝宝要挨饿了，快加紧生产啊！"，那么妈妈就陷入了不断胀奶，不断排空的恶性循环里去了。

（二）应对频繁胀奶的建议

哺乳期在你没有达到乳房和宝宝的"供需平衡"之前，下面的一些建议可以帮你应对胀奶。

1. 如果乳房已经充盈，但宝宝还不想吃奶，你可以稍微排出一些乳汁，缓解一下乳房里的压力，避免因长时间胀奶导致乳房水肿。要注意缓解乳房内压的挤奶并不是把乳房全部排空，而是适当地把乳晕底下的乳汁移出即可。而过度排空只会让乳汁越来越多，增加乳房出问题的风险！

2. 因胀奶时间过长而导致的乳房酸痛，可以在乳房局部冷敷卷心菜叶，每次20～30分钟，每日2~3次。

3. 如果不会手挤奶的排乳方法，可以使用吸奶器，但是要遵循正确使用吸奶器的原则。

要不要唤醒宝宝吃夜奶？

随着宝宝月龄增长，你夜间哺乳次数会逐渐减少，妈妈不用刻意叫醒宝宝吃奶。如果感觉乳房胀得难受，可以自己稍微挤掉一些乳汁缓解一下乳房压力就好。只要妈妈按需哺喂宝宝，乳房会随着宝宝的需求来调整乳汁的产量。

六、乳汁淤积

乳汁淤积也是哺乳妈妈经常遇到的问题之一，常常发生在泌乳量过大的哺乳妈妈身上。

雪莉的奶水很多，原本这应该是件好事情，可是多也有多的麻烦——因为奶水太多，她每天不是在喂奶就是在挤奶，每天都过得很忙乱，以至于都没有时间好好和宝宝相处，也没有多余的时间来做自己喜欢的事情。家人不敢让她抱宝宝，生怕不小心会压伤她的乳房。雪莉更不敢让老公靠近自己，睡觉都只能平躺着，怕会压到乳房而引起堵奶。可是，一直平躺着，乳房又那么沉，压得她好难受！

即便这样小心翼翼，雪莉还是逃不掉乳汁淤积的"命运"，这已经是第4次了，之前几次都是一天之内被宝宝"吃掉"的。可是这一次都过去2天了，乳房硬块还在，宝宝也越来越不愿意吃这侧的乳房。

哺乳指导仔细检查了雪莉乳房，发现乳房上有硬块的部分已经被她自己揉得表面红肿，还有明显刮伤。雪莉说，这些伤口是用木梳刮的。同时，哺乳指导还发现雪莉的乳晕也是呈肿胀的状态，为了多吸出乳汁，雪莉很用力地把吸奶器扣在乳房上，并使用吸奶器最高档吸奶。

哺乳指导判断雪莉此时的乳房状态：乳房内乳汁淤积加组织水肿。有硬块的部位，肿胀很严重，按压时会有很明显的酸痛。乳晕部位也有水肿，但是乳头仍然可以顺利排出乳汁。

哺乳指导告诉雪莉，她的乳汁分泌过量，是她频繁排空乳房造成的。哺乳后，乳房有存奶并不会造成乳汁淤积，没有必要每次喂奶之后都用吸奶器继续吸奶排空乳房。过度且错误地使用吸奶器是导致乳汁经常淤积的一个重要原因。

而当乳房刚出现小硬块的时候，冷敷和让宝宝频繁吮吸是最安全的做法。热敷、大力按揉……这些暴力的做法都会让乳房受伤，严重的还会导致乳房组织水肿，这样乳房内淤积的乳汁就更不容易出来了。

在乳晕水肿严重的情况下，如果觉得乳房胀得难受，宝宝又不肯吃，可以用正确的手挤奶方式挤掉一部分乳汁，缓解一下乳房内压力。

针对雪莉目前的乳房状况，哺乳指导建议她外敷卷心菜叶帮助乳房肿胀处消肿，并配合正确的手挤奶。

（一）乳汁淤积的常见原因

除了上面案例中提到的频繁排空乳房是造成乳汁分泌过量，形成乳汁淤积的原因之外，在日常生活中，下面3个因素常被哺乳妈妈忽视，但它们也是造成乳汁淤积的主要原因。

原因1　睡前喂配方奶。很多妈妈都觉得母乳"不抗饿"，母乳易消化的特性，让她们觉得宝宝不容易入睡或睡觉不安稳都是因为母乳"不够吃"或"吃不饱"，因此选择在睡前添加一瓶配方奶。殊不知，这样会打乱哺乳节奏，反而易导致夜奶间隔时间拉长，妈妈乳房过度肿胀而出现淤积。频繁有效地按需哺乳，不仅利于宝宝的自然生长，也有助于妈妈乳腺畅通。当宝宝连续睡眠时间较长（明显超过日常规律），妈妈乳房出现胀奶要及时哺乳或挤出乳汁。

原因2　休息不好，身体状态欠佳。乳房是我们身体激素的靶器官，特别是在哺乳期，通常对身体的反应会比其他时期要明显得多。很多乳房反复出现硬块导致水肿的妈妈有个共同点——太累了。有的妈妈因为育儿经验不足，带宝宝精疲力竭；有的妈妈因为重返职场，生活状态和环境一下改变，身心太过劳累；有的妈妈因为带着宝宝旅行旅途疲劳……不论如何，当乳房出现问题，我们就需要考虑下自己的生活状态。这也是身体发出的信号，告诉我们"该调整生活状态，该休息了"。

原因3　乳房受到外伤。乳房是很娇嫩的，一些妈妈无意中碰撞到乳房，也会导致乳房水肿从而出现硬块。在这些水肿的部位，乳汁可能就无法顺利地排出，发生乳汁淤积的可能性就大大增加了。如果发现是因为不小心碰撞引起乳汁淤积，处理的方法也是需要局部冷敷卷心菜叶消肿，配合宝宝的吮吸。多休息、勤喝水，让宝宝帮助你解决这个问题。如果48小时没有缓解，最好及时寻求专业的医护人员的帮助。

警惕一些错误的乳房护理方法

可能有妈妈觉得，既然在哺乳期乳房有这么多"风险"，那我自己小心护理好了。正确的护理可以给乳房带来健康，但错误的方法也会给乳房带来健康隐患。选取一些妈妈的"护理"方法，我们来分析一下。

错误1　哺乳前进行热敷。热敷会增进血液循环，让乳汁更容易排出，所以多数妈妈热敷后确实感觉乳汁排出更多，更顺畅。但是，并不是每次哺乳前都需要热敷，热敷也要注意时机和温度，尤其是乳房胀硬或者有局部淤积的时候，盲目热敷带来的风险则更大。而热敷的温度也需要特别关注，温度过高也有可能会烫伤皮肤，让乳房红肿。

错误2　不正确的自检，并随意下结论。哺乳期，一些妈妈每日都会摸摸自己乳房检查一下，但是因为不懂方法，自检也很随意，如不把乳房复位，随便地摸一下，或者戳一戳；甚至用手大把一攥捏住半个乳房来检查，得出结论乳房里有硬块、有乳汁淤积等等，其实这些结论都不一定是事实，而且这样粗暴的自检方法也会给乳房造成伤害。

我们提倡哺乳期经常进行乳房自检，但是妈妈要知道正确的自检方法。首先一定要把乳房托起复位，然后再用指腹触检整个乳房的状态。正确的自检方式如下图（3-1）：

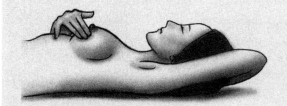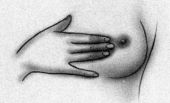

1. 平躺，左手上提至头部后侧，用右手检查左乳，以手指指腹轻压乳房，感觉乳房里是否有硬块，由乳头开始做环状顺时针方向检查，逐渐向外（约3~4圈，至全部乳房检查完为止，用同样方法检查右边乳房。）

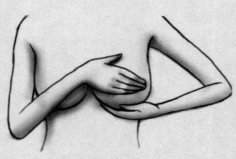

2. 立位，一手从乳房根部托住，另一手做深压检查，方法同上。

图3-1　乳房自检图

错误3　迷信各种偏方和敷料。哺乳期，你或许经常听到各种护理乳房的偏方，如用桃木梳子刮乳房可以通乳、外敷各种草药就可以通乳类似这些等等。我们提醒各位哺乳妈妈，乳房是娇嫩而敏感的器官，任何一种暴力刺激，如刮、擦、揉、按都会给乳房带来伤害，妈妈不要轻易尝试，也要拒绝别人对你这样做。

看似温和地外敷也不能随便尝试，直接接触皮肤的原料有引发皮肤过敏的风险，一定要谨慎选择。健康的乳房也不需要外敷，如果有乳汁淤积或者外伤，也要遵医嘱进行治疗。

如何区分胀奶和乳汁淤积

正常胀奶时，乳房内乳腺组织充盈、饱满，整个乳房体通常是圆软的，并且皮肤也不觉得紧绷。宝宝吃完之后可以很均匀地松软下去。需要注意的是，当你感觉乳房皮肤胀得紧绷的时候，就一定要进行处理，不然很可能会导致乳汁淤积。

而当乳汁淤积时，通常乳房摸起来内部乳汁分布不那么均匀，会出现边缘棱角分明却不够光滑的硬块并且可能还会伴随着局部明显的刺痛。

（二）解决乳汁淤积的方法

当乳房出现淤积后，可以试试下面的方法，也许对你会有所帮助：

1. 让宝宝勤吸通乳，宝宝是你最好的"通乳师"。在宝宝吃奶的过程中，你也可以自己用手轻轻按住乳汁淤积处的乳腺管膨大处，往乳头方向轻轻地推，更好地帮助宝宝把淤积的乳汁"吃掉"。当然，这样做的前提是你的乳房不能感觉到任何疼痛，并且处理完后乳房表皮没有变红。如果自己解决不了，最好请专业医护人员协助。

需要注意的是：不要强迫宝宝帮你"通乳"，一旦宝宝觉得吃奶是件不愉快的事情，他可能就变得不那么配合，而且很有可能拉扯你的乳头导致新的乳房问题。

2. 采取冷敷。这样做可以减轻水肿，乳汁淤积部位的压迫感会减轻很多。

七、乳腺炎

提起乳腺炎，一定让很多妈妈"闻炎色变"。造成乳腺炎的原因很多，其中包括：乳头损伤使细菌"有机可乘"；又或者乳汁没有被及时有效地排出导致阻塞型乳腺炎[①]等等。后面这个原因也是大家见得比较多的。一些哺乳妈妈常因乳房里的硬块没有及时得到处理进而发展成了急性乳腺炎。还有部分妈妈发现乳房硬块后采用了错误的方式处理乳房，引发组织伤害造成较为严重的乳腺炎。在你发现乳腺炎之后，积极面对和正确处理，是可以将对乳房的伤害降到最低。

文文来到哺乳指导的办公室时，她的脸红扑扑的，面色憔悴，呼吸短促。很显然她发热了，她刚刚看完医生，被诊断为急性乳腺炎。

---

① 阻塞型乳腺炎，既非感染性乳腺炎。乳汁受到压力而回渗到周围的组织，这些组织会将乳汁视为"外来物"，同时乳汁含有会引起发炎的物质，即使没有细菌感染，也会造成乳房疼痛、肿胀及发烧。——编者注

其实在发热之前，文文就已经发现乳房出现了一个硬块，但她不是很在意。不料没几天，就发展成了乳腺炎。

哺乳指导检查了文文的乳房，发现硬块部位肿胀得比较严重，里面确实有积乳，乳房表皮发红发烫，于是哺乳指导用轻柔的手法帮文文排掉积乳。文文也觉得乳房舒服一些。

在充分的休息与合理哺乳后，文文很快就康复了。

乳腺炎不一定都是感染，但都会让妈妈很难受，如乳房疼痛、红肿、发热等。没有造成感染的妈妈大多不需要抗生素治疗即可恢复。如果是感染造成的乳腺炎也不会因为简单的乳房护理就完全治愈，通常需要使用抗生素治疗一个疗程，如果药物对症且坚持有效哺乳，会明显改善。而没有感染的乳腺炎2~4天内也能自行好转，不过，我们自己很难判断自己的乳腺炎是哪种类型的，所以，当乳腺炎发生时最好寻求医生的帮助。建议患乳腺炎的哺乳妈妈：

1. 勤哺乳。哺乳时从未出现问题的那侧乳房开始，因为患处的疼痛可能会抑制催产素的产生，从好的那侧乳房开始哺乳可以刺激产生更多的催产素诱发喷乳反射，会让患病的那侧乳房乳汁更容易被宝宝吸出。注意宝宝正确含乳。哺乳时尝试不同的哺乳姿势，这样可以有助于乳房里各个方向的乳汁更顺利地排出。

如果乳房大而沉，而堵塞位置在乳房下方，最好以手支托在乳房根部，利于乳汁充分排出。哺乳时适度配合局部按揉挤压辅助乳汁排出。

2. 护理时不要采用热敷或大力按揉乳房的方法。热敷可能会加重炎症，而大力地按揉会造成组织伤害，从而可能诱发炎症的扩散。避免内衣压迫，或支托乳房的手按压太紧，又或是侧躺时压到乳房。

3. 保持心情放松，多喝水、注意休息，对于改善乳房状况都会有帮助。

4. 遵医嘱，使用药物治疗。如果医生使用的药物是哺乳期的安全药物，可以尝试继续哺乳。

如果上述四种方法都使用后不舒服的情况没有改善时，建议寻求知识正确的医生帮助。

即使患了乳腺炎，坚持正确哺喂，仍能有效缓解症状。

如何预防乳腺炎？

哺乳妈妈多注意以下几个要点，可以有效地降低乳腺炎发生的概率：

1. 避免过度排空乳房。宝宝吃完后多余的乳汁在乳房里是不会对身体造成伤害的。相反，频繁使用吸奶器或手挤排空乳房，会对乳房造成过度的刺激，导致奶量暴增，增加乳汁淤积导致乳腺炎的风险。

2. 切忌大力按揉乳房。乳房是娇嫩的器官，胡乱地大力按揉乳房也容易让乳房组织受伤，从而诱发乳腺炎。你也要注意防止乳房被外力撞伤，比如被宝宝的头撞到、脚踢到等。当乳房不小心受伤了及时使用卷心菜叶进行冷敷处理。

3. 不要长期使用一种哺乳姿势。这样可能使乳房里某个区域的乳汁不能被充分排出，造成乳汁淤积增加乳腺炎的风险。学会几种不同的哺乳姿势，让宝宝有效地从多角度帮妈妈把乳房"吃空"。

4. 佩戴合适的内衣。如果你佩戴的内衣罩杯过小、乳房边缘弹性不足等，在乳房胀奶的情况下，乳房容易受到挤压造成乳汁淤积，诱发乳腺炎。哺乳期的内衣要求透气而舒适，且承托力和弹力要好，这样可以有效地支撑乳房，即使在乳房胀奶的情况下也不容易被压迫。

5. 教会宝宝正确衔乳技巧。妈妈乳头不会破损也防止了细菌从外伤侵入乳房内。

6. 正确使用吸奶器。正确的使用吸奶器可以避免乳腺组织受伤减少乳汁淤积的风险。

7. 保持愉悦的心情。妈妈快乐的心情有助于催产素释放，让乳汁更顺利地被宝宝"吃干净"，避免乳汁淤积，降低乳腺炎的风险。

8. 注意休息。哺乳妈妈太累休息不好，很容易免疫力下降，引发乳房疾病。

第二节 那些伤害乳房的常见错误

一、任由宝宝"吃偏奶"

"吃偏奶"是母乳哺育中最常遇到的现象，如果宝宝长期"吃偏奶"可能导致的结果——是妈妈们发现自己的乳房变成了"大小奶"！宝宝吸吮多的一侧变得越来越大，而吸吮少的一侧越来越小！越是不对称，妈妈两个乳房的胀奶差异也越明显，大的一侧随时会胀硬到疼痛，而小的一侧则很少感觉胀奶。

有妈妈说自己的宝宝从哺乳开始就对一侧的"奶奶"有偏好，每次换边，就表现出不耐烦，但还能吃几口；随着宝宝月龄增大，"吃偏奶"越演越烈，一换边就闹腾，甚至直接就哭。而妈妈自己感觉并不是没奶，只是宝宝不肯吃。无论什么姿势，躺着、坐着……都不行，最后只好由着宝宝"吃偏奶"。

光从妈妈的口述中很难发现问题所在，而专业的哺乳指导在现场给妈妈进行哺乳评估时发现，很多"吃偏奶"的宝宝，都存在妈妈哺乳姿势的问题。"吃偏奶"的宝宝很可能不喜欢你一侧的哺乳姿势！另外，宝宝出生时可能在一侧有产伤，而特别不喜欢被特定的抱姿喂奶。

在哺乳过程中，有个关键问题常被很多新妈妈所忽略——哺乳时没有给宝宝一个良好的"支托"。宝宝之所以喜欢在一侧乳房吃奶，是因为在那侧哺喂时，妈妈的搂抱自然舒适，能给宝宝一个良好的支托，他也就能很放松、舒适地吃奶；而在另一侧，妈妈哺乳时的抱姿很可能让他不舒服（图3-2）。

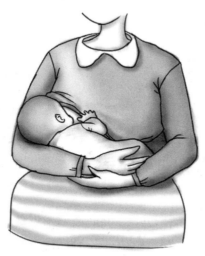

正确的哺乳姿势

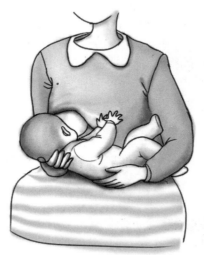

错误的哺乳姿势

图3-2　哺乳姿势对比图

当宝宝在吃奶时如果觉得自己没有被稳稳地托住，需要自己用力气来平衡身体，他就会处在紧张状态。身体紧张，心情也不会多么放松愉快。他会想："不，我不喜欢这个姿势！我要用上次我觉得挺舒服的那种姿势吃奶！"当然了，宝宝不会说话，只会用拒绝吃奶这种不配合的方式来表达。结果，就是你看到宝宝不肯吃这一边，就赶紧提供第二种选择，试着用宝宝肯吃的那边去喂哺。这时候宝宝觉得"对啦，就是这个姿势！"如果这种情况一直反复发生，宝宝就形成了这样的秩序感，较敏感的宝宝不愿意接受改变，在你有动作改变的趋势之前就已经开始有表情变化，进而就是挣扎反抗闹脾气。

虽然宝宝小，但是对吃奶的感受是很敏感而且也很挑剔，稍微有点不舒服，他都会抗议。而你两侧的抱姿和哺乳姿势都不可避免地会有些差异，这种情况往往宝宝会比妈妈发觉得更早，也更明显一些。

怎么了解自己的哺乳姿势出现了问题？这里给大家一些提示，这也是从众多哺乳妈妈身上总结出来的：

提示1　如果你觉得某侧乳房在哺乳的时候比另一侧累，或者感觉有点别扭，那么你可能就需要适当地调整一下哺乳姿势了。

提示2　如果你感觉宝宝在吃某侧乳房的时候不是很努力，或者有烦躁甚至哭闹的现象，就要考虑是不是这侧哺乳的姿势让他感觉不舒服了。

提示3　如果你觉得某侧乳房在喂完奶之后不如另一侧舒服放松，可能仍然觉得乳汁没有完全被吸出的感觉，这也提示你这侧乳房很可能宝宝吸吮得不够充分，有可能是他在吃得时候感觉哺乳姿势不舒服。

根据以上的提示，如果你能较早发现这些问题，并及时调整，就可以避免乳房被"吃偏"了。

除了宝宝有可能不喜欢你一侧的哺乳姿势外，有的时候，宝宝吃偏奶是妈妈自己的哺乳习惯造成的！比如，侧躺哺乳对于大多数妈妈来说是比较轻松、省力的方式，尤其是睡前奶，能让妈妈宝宝在哺乳时同时入睡，但有些妈妈因为担心挪动方向导致宝宝醒来，或是怕宝宝掉下床，而坚持以同侧乳房哺乳。

时间久了，宝宝也会形成只吃一侧乳房的习惯，而妈妈乳房的"大小奶"情况也会逐步显现。

宝宝"吃偏奶"是由于妈妈的哺乳姿势和哺乳习惯引起的，预防和纠正"吃偏奶"建议可以多尝试几种哺乳姿势，比如我们先前提到的橄榄球式、交叉式等哺乳姿势，都可以帮助宝宝克服挑边吃奶的问题。

如何纠正妈妈的"大小奶"

如果宝宝已经习惯"吃偏奶"，有些妈妈会努力尝试缩小两边乳房大小的差距，但错误的纠正方法，有可能会导致两边乳房大小差距加大！

比如，乳量差异已经较为明显，宝宝通常都会拒绝吃"小奶"，于是，很多妈妈会用乳量较多的一侧乳房哺喂到宝宝满足，当宝宝进入浅睡时，让他吸吮乳量小的一侧乳房。提醒：这样的做法对于提升较小一侧乳房的乳量几乎没有帮助！并不是含着乳头时间够长，就能快速地增加泌乳量，只有当宝宝有效吸吮足够多时，乳房才会逐渐增加泌乳量。

纠正"大小奶"的原理是增加乳量少的一侧乳房的排乳，如：增加排乳的频率或增加单次排乳量。因此，哺乳时，最好是先吸吮小的一侧乳房，如果宝宝有些烦躁或抗拒时，尝试站起来边走边喂安抚宝宝。当你确认自己乳房确实柔软了，再哺喂乳量较多一侧的乳房。如果小乳房哺乳时间过短（不足5分钟），在哺乳结束后，你还要增加手挤或吸奶器吸奶频次，单次排乳10分钟左右。

对于出乳量较多的一侧乳房，除了满足宝宝吸吮外，尽量减少额外挤奶。如果确实开始胀奶，而宝宝没有帮忙吸吮，你可以少量均匀排出乳汁，达到乳房不胀痛的状况即可。在小乳房增加乳量的同时，逐步减少大乳房的泌乳量，才能更快速地达到两个乳房舒适的平衡状态。

二、频繁排空乳房

很多妈妈认为，哺乳期绝不能偷懒，要及时排空乳房，哪天一不留神乳房过度胀奶，感觉有些堵塞了，就后悔自己没有充分排空乳房。事实果真如此吗？必须要排空乳房才不会乳汁淤积吗？

小文向哺乳指导求助的主要诉求就是奶太多了，每次喂完了宝宝都要再用吸奶器吸，否则一会儿就胀成了石头。小文觉得痛苦极了，每日除了喂奶就是吸奶。因为她怕胀奶、怕堵奶，而导致神经紧绷，疲惫不堪。

哺乳指导检查了小文的乳房，果然胀奶情况很严重，腋下的皮肤因为乳房胀奶严重而出现了妊娠纹。小文抱怨："我出门之前刚刚喂过宝宝，但是他一侧乳房的乳汁都吃不完，另一侧乳房我没排，现在就已经胀得和石头一样了。我家冰箱都存满了，我每日除了喂奶就是吸奶，稍微偷懒少吸1次，就堵了！怎么办啊？要不我回奶不喂了！太难受了！"

在刚开始哺乳的日子里，小文也经历过怕奶少，努力频繁喂奶，喂完再吸奶增加乳房刺激，不到半个月，乳房终于总能感觉到胀硬，小文为奶多得吃不完而欣喜，觉得自己终于成为合格的"奶牛"了！但新的问题又来了，因为产奶量高过了宝宝的需求，宝宝每次连一侧乳房都吃不软，还经常被呛哭。胀硬的乳房，也让小文坐卧不宁。吸奶成

为每次喂奶前后必须做的事，宝宝吃奶之前先吸100毫升出来，宝宝吃奶才不会呛，宝宝把一侧乳房吃软，如果另一侧还胀硬就得接着用吸奶器排空。为了存奶，她还专门买了一个冰柜！

欣喜渐渐被困扰取代了。她也发觉吸奶频繁似乎是问题的症结所在，想尝试少吸一些，但是吸少了乳房很难受，甚至有次睡过头忘记吸奶，还得了乳腺炎。于是她不得不继续勤劳地吸奶排空乳房。

疲惫的小文，脸色暗黄，身体消瘦，有时排奶多了，还会头晕。家人都为她的健康担忧！

哺乳指导帮小文排出了些乳汁之后，让小文自己摸摸乳房，记住当下的手感和乳房的感觉。并告诉她，一定要记住乳房现在这种有点充盈，但又不会明显胀痛的感觉，每次吸奶时，达到这种状态就赶紧停止，如果喂完宝宝乳房就已经处于这样的状态，就不要再使用吸奶器吸奶。

小文这样的例子在哺乳妈妈中很多见，已经形成了"越胀越吸，越吸越

胀"的恶性循环。这个循环起始于排空乳房的努力，导致泌乳量大于宝宝所需要的奶量。奶量越大，宝宝越是没法把乳房吃"空"，就只好越来越需要频繁地挤奶，以达到"空"的境界。

也有些妈妈在自己频繁排空和超量泌乳中开始明白了，越拼命排空，下次产奶越多。虽然已经明白频繁排空是造成超量泌乳的原因，但这时不排空又觉得乳房胀胀的很不舒服，稍不留神甚至会频繁发生乳汁淤积，更加不敢不排空了。妈妈不仅在频繁的吸奶和处理淤积中非常疲惫，还承受着不必要的紧张和担忧。哺乳应有的幸福和乐趣打了折扣，多了许多不必要的煎熬！

虽然乳房的困扰是乳汁分泌太多而胀得不舒服，但要解决这个问题的方法恰恰是要避免过多地刺激乳房泌乳。这需要你结合调整喂养方式和日常饮食等多种途径来解决。试图只通过排空乳房这单一做法来缓解，其实是饮鸩止渴。

缓解过度胀奶恰恰需要适度胀奶。在前面的章节中，我们提到乳房是个"智能的器官"，它是按宝宝下的"订单"来生产乳汁的。如果你的乳房只接受宝宝吸吮的信息反馈，那么泌乳量就可以慢慢和宝宝的需求协调一致。如果除了宝宝的吸吮，还要接受手挤或者吸奶器的额外刺激，那么乳房必然会以为需要额外产奶才能满足目前的"需求量"。

但这些额外产出的乳汁，宝宝是不负责"处理"的，因为根本就不是他下的"订单"。自然哺乳的情况下，妈妈的泌乳量即便多于宝宝需求，也不会多出太多。乳房胀奶了，身体便会把胀奶当做"乳汁过多，请减少泌乳！"的指令来接受，下次就会少产些奶。慢慢地，泌乳量自然就会接近宝宝的需求量，达成"供需平衡"。

像小文这样长期频繁排空的妈妈，泌乳量总是被人为干扰，越来越偏离宝宝的实际需求。所以，当这种情况发生时，你只需要适当排出乳汁，让乳房既不至于胀到淤积，也能感受到胀奶传递的减少泌乳量的指令，并在乳汁逐渐减少的过程中，尽可能地让乳房大部分时间维持在这个状态上。

乳房胀奶时，妈妈感觉不舒服了，就轻轻地挤奶找到"有点充盈，但又不会明显胀痛"的感觉,然后停止挤奶。放松身心让自己休息,保持良好的心态,并适当地外敷卷心菜叶缓解乳房的不适。

当宝宝吃完了你还能挤出过量母乳的时候,就意味着你的奶量已经多过宝宝的需求了。这本身就意味着增加的奶量是不必要的。所以,宝宝不吃的时候,主动排空乳房,往往是不必要的,还会造成麻烦。

也有妈妈担心宝宝大点之后,现在的奶量就会不够他吃了。别忘了,宝宝不是突然间长大的。随着他长大,他也会多吃几次,或每次吃奶时多吃几口,他自己就会多下一些"产奶订单"。在你不知不觉之间,乳房已经在"接单"后每日多产一点点了。

泌乳,是乳房和宝宝小嘴之间的配合,与妈妈的手无关,也与吸奶器无关。

三、错误使用吸奶器

吸奶器不是妈妈们待产包里的必需品,也并不是每个妈妈都需要使用吸奶器,错误地使用吸奶器很容易伤害乳房。

小娟因为右乳乳汁淤积,宝宝又不肯吸,只好使用吸奶器吸奶。可是每次效果都不是很理想,吸奶器吸出的奶量很少。为了达到更好的效果,小娟把吸奶器的档位调到最大。这不仅没有把乳汁吸出来,反而吸出了血,这可把她吓坏了。

哺乳指导帮小娟检查乳房,发现小娟右乳房外下方有明显淤积,乳晕部位水肿严重,触及明显疼痛。小娟错误地使用吸奶器,不但没能疏通乳腺,反而弄伤了自己。

哺乳指导告诉她,当乳汁淤积的时候,不建议使用吸奶器,此时使用吸奶器,很可能会损伤乳腺组织。打个比方,就像线团如果已经打结,这时候如果再用力去拽,只会结得更厉害,当然如果线团没有打结,我们只要正常去梳理,线就会很轻易地被拉出来。同样道理,当乳腺不畅通,乳汁吸不出来的时候,用吸奶器猛吸,乳房的承受能力是有限的,如果超出了乳房的承受能力,就会导致乳房局部受伤。小娟乳晕部位的红肿就和错误使用吸奶器有关。乳房是非常娇嫩的，吸奶器也真的不是力度越大越好。

哺乳指导先帮助小娟把淤积部位的乳汁排出，但是乳房受伤水肿的部位还是需要时间来慢慢恢复。她建议小娟回家后按下面的方法继续操作：针对乳晕部位的水肿可以采取局部适当冷敷来消肿，把小纱巾放冰箱冷藏室，变冷后拿出来敷乳晕；而乳房淤积部位，可以局部敷卷心菜叶。

当乳房出现乳汁淤积时，让宝宝吸吮是最好的方式。如果宝宝拒绝母乳亲喂，他很可能有过强迫吃奶的经历，他自然就不再愿意帮助妈妈。妈妈需要改善和宝宝的亲子关系，多和宝宝互动游戏来修复亲子关系，让宝宝慢慢地回到妈妈的乳房上，并且愿意通过吃奶，帮助妈妈疏通乳腺。

当你使用吸奶器并不能舒适地排出乳汁，也可以考虑练习手挤奶的方法。尤其是不方便使用吸奶器的时候，学会手挤奶往往能在特殊情况下避免乳汁淤积。有时利用手挤奶的巧劲儿疏通，并刺激喷乳反射，再使用吸奶器会收到更好的效果。

哪些妈妈需要暂时使用吸奶器？

● 产后母婴分离时，妈妈需要通过及时有效的挤奶来保持泌乳量，选择舒适高效的吸奶器是有必要的。借助吸奶器的帮助能避免妈妈产后吸奶劳累，也更利于乳汁储存。

● 刚刚恢复上班的妈妈，工作节奏比较紧张，可能并没有那么多时间和精力来手挤奶。

● 乳房太大不容易掌握轻松手挤奶的方法。

● 手挤奶无法准确让乳汁入瓶，导致乳汁浪费很多。

● 吸奶是为了存储并哺喂宝宝需要的乳汁。没有很好的清洁条件，妈妈担忧手挤储存的奶水会受污染的情况下，还是使用吸奶器更好些。

（一）选择一款适合自己的吸奶器

吸奶器并不是吸力越大越好，日常生活中常见到使用劣质吸奶器导致乳房受伤的妈妈，乳头、乳晕水肿严重，乳管异常扩张，频繁出现淤积……选择吸奶器时，妈妈要注意的问题。

1. 手柄设计要符合人体工学。如果选用手动吸奶器，按压要省力，避免妈妈使用时手掌、手腕酸痛不适。

2. 如果选用电动吸奶器，吸力要适中、可调节。吸奶器工作时要温和高效，乳房才不会被弄疼。

3. 吸奶器的材质要安全（包括储奶瓶、罩杯还有配件）。如果吸奶器喇叭口是硅胶软罩，对妈妈来说吸奶时会有更好的舒适感。

4. 选择吸奶器护罩的口径很重要。每个妈妈乳头大小不同，当吸奶器抽吸乳汁时，乳头会自然胀大，因此吸奶护罩尺寸测量的方法是，以乳头根部直径外延4~6毫米。

5. 吸奶器配件要容易清洗。没有死角，才能保证乳汁不易受污染。

以上是对吸奶器硬件的要求，其实每位妈妈的乳房情况、身体状态、

神经敏感度、泌乳情况都不同，所以根据自己的情况，选择适合自己的吸奶器至关重要。在选择吸奶器的时候，过来人的建议有时候并不一定能有帮助，最好能实际去了解产品的性能、原理，再根据自己的乳房大小、乳头大小、选择合适的尺寸。从这个角度来讲，在购买前找到一个专业的卖家或者品牌，能够给出更具体的使用建议会更好一些。

使用吸奶器之前，最好能认真阅读产品说明书，再检查一下自己的乳房状态。比较适宜使用吸奶器吸奶的时机是乳房整体相对均匀，有饱满的感觉但不胀痛，轻压乳晕可以顺利出奶。在这种情况下，只要配合奶阵刺激就可以让吸奶器吸奶更顺利。

（二）不适宜使用吸奶器的乳房情况

情况1　当乳房出现过于胀硬不适的时候。哺乳期的乳房其实很脆弱，乳房充盈度高的时候，乳房内压也比较高，乳腺组织、乳房里其他的组织，包括血管、淋巴、结缔组织、脂肪组织等受到的压力都比较大，直接用吸奶器抽吸，很有可能造成乳房疼痛甚至组织伤害。

情况2 当乳房有局部淤积的时候。感觉乳房局部有硬块，按压有明显疼痛，且宝宝吃奶后也无法消退的时候，此时并不能靠吸奶器来解决问题。吸奶器是不能"智能"地区别对待乳房里不同的区域，有针对性地去吸掉淤积的奶水，当吸奶器持续规律地吸奶刺激乳房泌乳，那么本来有淤积的地方乳汁不能排出，乳房却更多地产奶了，有可能造成乳汁淤积更加严重。

使用吸奶器需要经常自检乳房

正常情况下，哺乳期乳房应该是均匀柔软的。乳房有规律的充盈—排空过程应该让乳房的状态越来越好。在使用吸奶器的过程中，最好能定期自检乳房，当你摸到乳房出现下面一些情况，就需要寻求一些专业的帮助了。

●乳晕如伞状鼓起，触摸有颗粒感，吸奶器吸出的乳量逐渐减少。

●乳房里出现明显淤积，手触乳房感觉局部有硬结甚至条索状变硬的区域。

●乳房根部或者腋下疼痛，乳房局部有针刺痛。

四、忽视哺乳内衣的选择和佩戴

女性在孕期和哺乳期，乳房会产生较大变化，怀孕末期及产后大多数妈妈会感觉到乳房充盈、沉重、甚至是容易胀痛。大部分女性，会发现之前的内衣不合适了。哺乳期要不要穿内衣？要穿什么样的内衣？

（一）哺乳期为什么要穿哺乳内衣

一些女性乳房在孕期、哺乳期增重往往达到1千克，甚至更多。无论乳房大小，任何会引起乳房颤动的运动都意味着悬韧带负荷在增加。因此，内衣是每个女人的衣橱必备。孕期、哺乳期更该留意身材变化，及时更换适宜的内衣。

组成乳房重量的主要成分是脂肪、乳腺组织，使乳房保持挺立状态的是悬韧带。无论乳房大小，当身体运动时，乳房的晃动都会让悬韧带瞬间增加承受的重量，这种反复出现的拉扯会降低悬韧带弹性，使乳房变得松弛。即使你的乳房小巧，在哺乳期如果你感觉到乳房经常充盈胀满，走路或躯体伸展时，乳房晃动坠痛不适，都提醒你需要选择一款舒适内衣来帮助承托乳房。

乳房偏大，或是与孕前相比乳房增长超过了一个罩杯的妈妈，你会在乳房胀奶时感觉胸部沉坠，走路或小跑时会很不舒服。这时你需要在大部分时间里穿上内衣。如果不穿，重力会让充盈的乳汁压迫乳房下部，即使宝宝努力吸吮也没有办法疏通压迫处的乳管。久而久之，乳房下缘像有一个增厚的"裙边"，仔细摸上去隐约有很多小颗粒。这也是为什么有些妈妈乳房下边缘特别容易堵塞，乳汁反复淤积在那儿的原因。如果任凭乳房随意垂着，时间长了乳房的悬韧带不胜重负，你会在某天突然发现，曾经坚挺的乳房已经"下垂"了，就悔之晚矣。

通常情况下睡觉时不需要穿内衣。睡眠时内衣常常容易移位，压迫乳腺组织，影响淋巴液回流，很可能一觉醒来发现乳房有多个肿痛的地方。如果你的乳房体较大，夜间漏奶严重，一觉醒来衣服、床单都湿透……面对这样的情况，建议你可以选择质地柔软透气的背心式前胸交叉的哺乳内衣，这样既方便放置防溢乳垫，也方便夜间哺乳，更不会压迫到乳腺。

很多准妈妈在孕后期便开始购买哺乳内衣。事实上，哺乳期的乳房变化比较大，随着乳量的变化，乳房的尺寸也会出现变大再缩小的过程，你很难估算自己的乳房会增大几个罩杯。建议最好根据乳房实际变化的情况购买内衣，不需要提前"囤货"。整个哺乳期需要更换3~4次内衣尺码。

（二）哺乳内衣选择技巧

1. 选择轻薄透气且柔软的纯棉材质，同时搭配一定比例的氨纶使内衣具有良好的弹性功能。哺乳内衣要有良好的承托力，最好是整体成型没有硬质无弹力的棉条或质地坚硬的钢托，这样的内衣设计减少了乳腺被压迫的风险。

2. 宽宽的肩带设计。哺乳期时常充盈的乳房比孕前增重明显，宽宽的舒适的肩带能给乳房更好的支撑，也能避免你肩部酸痛。

3. 罩杯不要过紧或太松。罩杯过紧，内衣边缘容易压到乳腺，导致淤积甚至乳腺炎；而如果内衣过于宽松，容易随着肢体伸展而移动位置，反没有足够的承托力，易造成乳房下垂。

4. 罩杯的底边宽而有弹性。罩杯的底边设计要更宽一些，能更好地包裹住丰满的乳房，并避免腋下和后背部位勒出赘肉。

5. 授乳口设计合理。哺乳内衣，顾名思义，便于哺乳的专用内衣。最重要的是授乳口的设计，如果解开方式繁琐或开口小，哺乳时不仅让妈妈手忙脚乱，而且宝宝在吃奶时，也因为只能勉强衔乳而不能接触到妈妈更多的乳房肌肤而会不开心！

根据不同的哺乳环境，你可以多备几款不同的哺乳内衣。如，在居家哺乳时，可以选择前扣式内衣，这种内衣通常面料轻薄透气，但对乳房的承托力稍差些；而在室内哺乳，最好选择钩环打开即可露出全部乳房的全开口式哺乳内衣。在外出时哺乳时，你可以佩戴只露出乳头、乳晕及部分周边皮肤的开孔式哺乳内衣，避免哺乳时走光。

如何测量胸围？

上胸围——测量时用手将乳房轻轻托起，以乳头为测点，用皮尺水平地圈在胸围（突出点）上，由松慢慢收紧。就可以轻松地测得自己的实际胸围（图3-3）。

下胸围——用软皮尺水平测量胸底部一周，即为下胸围尺寸。

乳峰高度——乳房根部至乳头的距离（便于测算乳房的丰满程度）。

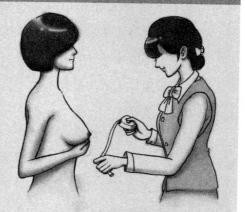

图3-3 正确测量胸围

（三）正确穿戴内衣

如果你选择的内衣穿起来不够舒服，可能是你穿着的方法有误！如果只是把内衣像背心一样"挂在"身上，内衣不能充分有效地承托乳房，你还会因此而低估自己乳房的尺码（图3-4）。

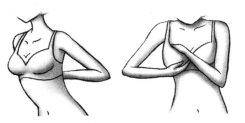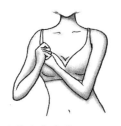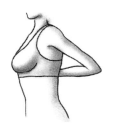

图3-4 正确穿戴内衣方法

步骤1 先将肩带穿过手臂，使肩带自然落在肩上。上身向前屈45~90度，让乳房自然恰当地倾入罩杯内，反手扣上背带。

步骤2 用乳房同侧手拉住内衣下边缘；对侧手探入罩杯内沿乳房外侧至下侧拢胸至乳房边缘与罩杯完全贴合，轻按罩杯边缘，确定内衣位置固定。移正杯位，使胸部线条集中、对称，上下移动双臂，确认内衣与乳房服帖，没有过松导致内衣移位或过紧导致勒痛。

步骤3 根据舒适程度调整肩带长度，使双肩受力均衡，舒适无压力，不感觉肩带过松或过紧。

步骤4 对镜调整内衣底围背后位置，确保前后呈水平状态，避免背部过高或过低。

哺乳期能不能选择带钢圈的内衣？

尚未达到供需平衡的乳房，因胀奶时乳房尺寸改变会比较明显，不要轻易选择带有钢圈的内衣。带钢圈的内衣，边缘延展性差，容易压迫乳房外侧至下边缘的部位，形成淤积。但是，即便已经达到供需平衡的乳房，6个月内也不建议过早选用有钢圈的内衣。哺乳期佩戴有钢圈的内衣要尤其记得每2~3小时要调整1次内衣的位置，身体前倾45度，用手将两侧乳房拨入罩杯内，确保乳房边缘没有被钢圈压迫。

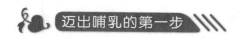

第三节　哺乳期妈妈常担忧的事

一、"性"福生活中怎么保护好乳房？

母乳妈妈网上群里经常会有"夜话时间"，大家见不到面，反而会很放得开，聊一些见面不好意思聊的话题。有了宝宝之后的夫妻生活，就是其中一个最火爆的话题，每次有人提及都会跑出好多长期潜水的妈妈来应声。可见，这个话题大家还是非常关注的，只是很多时候羞于启齿。

这天，哺乳指导在妈妈QQ群里答疑时，有个平时在群里并不是很活跃的名字，跳出小窗咨询问题。她告诉哺乳指导，昨天一侧乳房已经有点隐隐作痛了，今早起来在痛的地方发现了个硬块。宝宝吃了半天也没疏通乳房里的硬块，自己也试过了敷卷心菜叶，虽然疼痛减轻了些，但是硬块一直都没有变小。

哺乳指导照例询问了小宝妈近几天的生活与哺乳情况。小宝妈说，昨天因为老公出差1个月刚回来，可能两个人比较激动的缘故，"爱爱"的时候有点

剧烈。当时感觉到老公猛烈地抓痛过乳房，但为了不破坏当时的气氛，就没跟老公提出来。

哺乳指导告诉小宝妈，哺乳期做爱其实是非常有好处的，可以增加夫妻感情，并且"爱爱"时身体所释放的催产素可以帮助乳汁更加顺利地流出。这是个好事，没有什么好害羞的。不过由于哺乳期的乳房较为脆弱，所以被大力撞击或搓揉后可能会导致乳房组织受伤诱发乳汁淤积或急性乳腺炎。

针对小宝妈的情况，哺乳指导建议她继续冷敷卷心菜叶，配合宝宝频繁吃的方式来解决淤积。如果超过24小时乳房状况没有好转，需要及时就医。在夫妻生活中，尽量采用不伤害、不压迫到乳房的姿势。或者，在夫妻生活开始之前先适量排空乳汁，这样也可以减轻乳房重量，从而降低乳房组织受伤带来的乳汁淤积的风险。

在哺乳期的夫妻生活中，尽量选择不容易直接碰到乳房的体位和姿势，乳

房丰满的妈妈也要注意，尽量减少身体过猛摇摆。如果乳房频繁上下颠簸也会感到不舒服。

除了避免夫妻生活中乳房受到伤害之外，还有一种现象会令哺乳妈妈感到尴尬。夫妻间温存时常会有肌肤之亲，不断地爱抚、亲吻。这些都会导致催产素大量分泌，催产素是"奶阵"的动力，自然乳汁会突然从乳房中分泌出来……

为了避免这样的尴尬情况发生，在进行"亲密行动"之前喂好宝宝，让宝宝安静入睡也可以预防宝宝不合时宜的打扰，还可以减少漏奶、喷奶的尴尬场景发生。或者和老公沟通，减少对乳房的直接抚摸刺激，或穿着内衣。当然，也有很多夫妻对此不以为意，反而当做是闺房乐趣。

有些妈妈因为产后忙于照顾宝宝，常常会忽视了与丈夫的交流。一个家庭当中，夫妻关系仍然是最重要的。其次才是亲子关系。只有夫妻关系稳固，其他关系才能在这个稳固的关系之上生根发芽，健康成长。

新妈妈不要让老公觉得有了宝宝，他就被"抛弃"了，及时跟老公做好沟通，让他理解你的辛苦。解释你身体和内心感受到的变化和不安，同时也可以让他知道，他在什么时候可以做些什么样的事情来帮助你。

作为丈夫，要充分理解此时的妻子除了妻子的角色之外，又多了一个母亲的角色，新的角色会让她有些手足无措，可能她在辛苦之余已经没有精力想着跟你如何温存了。而且，在哺乳期，妻子的雌激素水平会降低，所以阴道干涩也很常见，如果强迫妻子亲热，妻子的感受一定很不好，甚至会对夫妻生活产生厌恶和恐惧，这可就得不偿失了。这个时候做一个温柔又体贴的丈夫，妻子一定会更加爱你，依赖你。

二、宝宝长牙，咬我怎么办？

宝宝长牙是件值得高兴的事，但对于哺乳妈妈来说，宝宝长牙意味着乳头又多了一种受伤的可能性。很多妈妈都有被宝宝咬乳头的经历，也各自"发明"了一套对付宝宝咬乳头的方法，如：

"宝宝一咬我，我就捏住他的鼻

子，这样他就无法呼吸自然要张嘴。"

"宝宝咬我，就把他头往乳房上按，让他呼吸困难，然后就会吐掉。"

"遇到这种情况，就打他的小屁股，打几次，他哭了也就松口了"等。

这些"以暴制暴"的方法或许暂时会有用，但后果也很严重，对于有些性格倔强的宝宝，被妈妈莫名其妙地用"暴力"制止后，会觉得既委屈又难过。打宝宝的办法不可取，宝宝其实是可以进行沟通的，有温和的办法解决宝宝咬乳头的问题。我们先要了解，宝宝为什么会咬你。

宝宝长牙咬人，或者不懂得配合妈妈、保护妈妈，可能和你的育儿方式有关系。在长牙期，宝宝的牙龈难受，他会通过吃手或者咬东西这样的方式来自我缓解。如果，你阻止了宝宝吃手的行为，他必然会通过另一些方式来缓解自己出牙的难受——咬妈妈的乳头。

当宝宝咬你的时候，妈妈尖叫或者轻轻打宝宝屁屁来惩罚他，也许你是在惩罚他，但在宝宝眼里却变成了另一种"游戏"——"哇，真好玩，妈妈居然尖叫了，还轻轻打了我的屁股，我再咬几下！"导致乳头受到更多的伤害。

如果你正在遭遇宝宝长牙咬人的时期，你应该如何做比较安全呢？下面的一些建议或许会对你有所帮助：

1. 先把乳头安全地撤出来。妈妈被咬，尽量保持镇静，千万不要强行向外拉扯乳头，会导致严重裂伤。方法是：妈妈手指按住宝宝的下巴，让宝宝的下颌关节自动打开，然后把乳头撤出来。或是用干净的手指，从宝宝嘴角探入把乳头安全的"护送"出来。

2. 寻找乳头"替代品"。准备好干净的牙胶给他咬，或者让宝宝尽情地吃手来缓解出牙的难受。让他知道，能进嘴的不仅仅只有妈妈的乳头，还有自己的手，或者妈妈准备的牙胶……特别是吃奶前，尽可能让宝宝先用自己的手或牙胶来缓解不适。

3. 被咬后尽量不要大呼小叫。宝宝会觉得就这么咬了一下，居然可以让妈妈有那么大的反应，太好玩了，下次还可以这样做。

4. 尝试告诉他妈妈的感受。妈妈的态度应该是温柔而坚定的，与宝宝沟通的眼神是认真的，然后告诉宝宝，"宝宝，咬妈妈的'奶奶'，妈妈会很痛。"这样的沟通也许不会立竿见影，可能需要你反复尝试沟通多次之后，宝宝才会理解，咬妈妈乳头会让妈妈觉得很痛。

5.护理好被咬伤的乳房。已经被咬伤，可以参照居家伤口护理的方法做一般性的处理，将伤口清洗干净，如果伤口较浅而小，挤点乳汁涂抹即可。如果伤口较为明显，痛感强烈，少量涂抹抗生素软膏，防止感染。再哺乳时，避免同一位置被咬到。

不论如何，宝宝长牙意味着他的成长，等到他断奶后，就渐渐不再需要你的乳汁。所以，请珍惜好你们这短暂而温暖的哺乳时光吧！

三、选择奶瓶喂养还是亲哺亲喂？

完全采取奶瓶哺喂方式的妈妈，无论最初是因为什么原因而做出这个选择的，都需要了解奶瓶哺喂有可能带来的乳房问题，也要学会如何护理自己的乳房。奶瓶哺喂毕竟不是自然的方式，而母乳哺育也并不是仅仅提供食物给宝宝。奶瓶哺喂乍看起来是让妈妈更轻松更自由

一些，但是如果奶瓶哺喂成为一种常态，就有可能带给妈妈以下这些麻烦。

麻烦1　吸奶器使用不当可能会伤到乳房

妈妈的泌乳量由宝宝的需求量决定，关键在于乳房受到多少吸吮刺激。而奶瓶哺喂的情况下，吸吮乳房的不是宝宝，乳房感知到的不是宝宝何时吃，吃多久，而是妈妈何时使用吸奶器，用多久。这样一来，一旦妈妈对奶量的估计不准确，就会造成吸奶过多，乳房负担过大。而更多时候，会因为吸奶器不如宝宝的小嘴那么温柔、有效，造成为了吸出足够宝宝食用的奶量而长时间、大马力吸乳，伤害乳房健康。

麻烦2　奶瓶给你的自由没你想象得那么多

一开始，你只要按时吸奶，然后用奶瓶哺喂宝宝，其他的时间你就可以休息了。哪怕宝宝1小时吃1次都没有关系，你只要吸出足够的奶给他存起来就好了。宝宝可以逐渐建立自己的规律，而你从一开始就可以规律地吸奶、休息，也不用担心自己外出或者工作后需要给宝宝喂奶，你只要带上吸奶器就好。

但是，随着宝宝长大，情况慢慢发生了变化！当宝宝每1小时需要吃1次母乳的时候，你可以每3小时吸1次奶；而当宝宝能睡长觉不起来吃奶的时候，你仍然需要每3小时吸1次奶。如果你偶尔忘记了吸奶，那么乳房就会胀痛难受提醒你要吸奶。而且奶量会完全不由你控制，吸奶这件事可能也会成为干扰你正常生活的一个麻烦。

还有一种情况，当你发现吸奶器吸出来的奶量越来越少，慢慢跟不上宝宝的需求了。这个时候你可能就要考虑用吸奶器多吸几次还是给宝宝添加奶粉之间做出选择了。而增加吸奶的次数或者延长吸奶的时间，都有可能给乳房带来不适甚至伤害。

麻烦3　花时间清洁吸奶器、奶瓶和奶嘴

这意味着，要么妈妈每日需要额外牺牲几小时属于自己的时间来做这些事，要么陪伴宝宝的时间就会被挤占。无论哪一种，都要比母乳亲喂的妈妈更辛苦。

已经完全采取奶瓶哺喂的妈妈，最重要的是护理好自己的乳房。定期给乳房做健康检查，定期护理。如果宝宝还

小，最好尝试恢复亲喂。对于母乳亲喂的妈妈来说，妈妈不希望因为母乳哺育就把自己"拴"在家里，失去自我是完全正常的想法。平衡喂奶和个人工作生活的方式很多。而随着宝宝一天天长大，很快就不需要妈妈全天候陪伴，妈妈自己工作和生活的空间也都会回来。我们来看一个亲喂和瓶喂科学结合的案例吧！

小嘉在宝宝出生后2个月就开始为上班"背奶"做准备，她用心学习了手挤奶的方法，同时也咨询了吸奶器的正确使用方式，并有计划地做好育儿中的家庭分工。比如，宝宝的爸爸每日下班之后会承担1~2小时照顾宝宝的任务，让新妈妈有时间休息，而爸爸也有机会与宝宝密切亲子关系。姥姥在小嘉上班前2个月提前过来带宝宝，有足够的时间和宝宝熟悉适应。这样小嘉上班后，宝宝白天的哺喂能够自然过渡。

小嘉上班后一直"背奶"，多数时候是使用吸奶器的，她学习的乳房自检和手挤奶的方法在很大程度上帮助她能很好地了解自己的乳房状态，只要在家的时间，小嘉仍然坚持按需亲喂，宝宝

适应得也非常好。

在回到职场2个多月后，小嘉开始有出差的任务，这让小嘉有点纠结，担心宝宝晚上不吃奶没法入睡。她打电话向哺乳指导请教，考虑到出差的时间并不长，只有3天，哺乳指导建议她："你可以提前存奶留给宝宝，出差的时候定时挤奶，如果不方便带回来就扔掉。每次挤的量就不需要太多，能维持乳房的健康状态即可，挤奶的目的是避免没有亲喂造成乳汁淤积。如果奶量不足以存到出差期间都能够宝宝吃，可以适当添加安全可靠的奶粉，不要因为想多存奶就过度刺激乳房，反而造成乳房负担过重出现健康问题。等出差回来再恢复亲喂，奶量也不会受太大影响的。至于夜间哄睡的问题，可能就需要家人更多地提供支持了。当然，你要出差的事情要提前和宝宝沟通，虽然他现在很小，但是你要相信他其实什么都是明白的，告诉他妈妈可能这一次上班需要时间久一些，但是妈妈工作结束肯定会回来，你不在家的时候你家人也要传递这样的信息给宝宝，才能更好地安抚宝宝的情绪。"

小嘉对于和宝宝沟通的事情不是很有信心，因为宝宝毕竟还不到半岁，真的能明白么？不过小嘉还是按照哺乳指导的建议去尝试了，并且和宝宝爸爸沟通了哺乳指导的这个建议，希望他能在妈妈出差期间配合和宝宝沟通。

小嘉出差回来后，姥姥和爸爸告诉她，宝宝夜里哄睡确实比之前奶睡要困难一些，但是也没有比预期更差。宝宝爸爸非常耐心地跟宝宝说，妈妈上班出差，3天就回来了。宝宝白天并没有很严重的哭闹，顺利度过了妈妈不在家的日子，在妈妈回来以后也没有任何障碍地接受了母乳亲喂，对妈妈没有陌生感，这令小嘉非常惊喜。而小嘉在出差的这3天里，坚持定时挤奶，每日自己检查乳房状态，就这样即使没有亲喂，乳房也没有出现健康问题。

从小嘉的经历我们看出，母乳亲喂的职场妈妈只有准备充足，并信任家人能很好地分担育儿工作，亲喂和奶瓶哺喂相结合的方式是可以做到工作、育儿两不误的。而且这种方式能保证妈妈和宝宝都可以享受亲喂的幸福，促进亲密无间的亲子感情，也能让妈妈的乳房得到更好地呵护。同时宝宝的吸吮可以减少因为吸奶器的机械刺激给妈妈乳房带来的伤害。当宝宝1岁之后，能以饭菜为主要营养来源了，妈妈就可以停止"背奶"，只是早晚亲喂，让母乳哺育延续到自己和宝宝都满足的时候。

瓶喂也要讲究正确的方式

使用奶瓶对于宝宝来说，是容易掌握的技巧，而且通过奶瓶能更快吃饱，奶瓶哺喂也更容易让宝宝快速地安静下来。对于妈妈而言，瓶喂则需要掌握更多技巧！错误的操作，会导致宝宝过度喂养，继而增加嗜睡、胃肠道不适等一系列风险，也会大大降低妈妈哺乳的信心！

对于小月龄宝宝来说，奶嘴进入口中，奶就已经自然流出，吞咽—吸吮，是宝宝自然被激发的反射，除非先停下吞咽，否则就会越来越快速地直到喝下最后一口。宝宝越是迷糊时越容易通过奶瓶吃到更多。而母乳亲喂则恰恰相反。因而对于小月龄宝宝来说，奶瓶哺喂导致喂养过量的风险更高！你需要更正确的"按需"瓶喂。不是根据宝宝哭声或时钟，而是宝宝的觅食反射的具体表现。

在瓶喂过程中，首先要选择更接近妈妈乳头的奶嘴，降低奶嘴和妈妈乳头的差异，这样宝宝在使用奶瓶后也仍然能够接受妈妈的乳头。其次，妈妈的乳房乳汁流出的速度在成熟乳阶段差异不会太大，所以没必要参照奶瓶厂商的推荐，按阶段提升奶嘴的号码和增加出孔，改变所谓流速。当宝宝明显已经出现饥饿的寻乳表现时，就及时哺喂，而不是为了按时而拖到宝宝大哭，导致宝宝更为焦躁反而吃得更多或吃奶后出现胀气不适的反应。瓶喂时，宝宝需要以接近直立的姿势抱在大人怀中，这样，奶瓶可以以接近水平状态哺喂，能有效降低流速，宝宝也更容易调整吸吮时的呼吸节奏，利于把吸入的空气及时呼出或打嗝排出。直立姿势哺喂能让宝宝更主动地掌握吃奶的节奏。在哺喂前，先以奶嘴触碰宝宝唇周，就像母乳亲喂时妈妈用乳头挑逗宝宝一样。当宝宝把嘴张得足够大，再以"偏心衔乳"的方式，将奶嘴由宽阔的底部至细长瓶嘴依次滑入宝宝口中，这样宝宝的下巴更加放松，这样的方式也更接近母乳亲喂。

瓶喂时，避免一直举着奶瓶，并把瓶底越竖越高，当宝宝貌似欢快地不停"咕咚咚"吞咽时，呛奶及胀气的风险也依然存在。更合适的方法是喂—停—喂—停……注意观察宝宝吃奶时的表情和吞咽声，如果发现，宝宝双手张开紧绷，或是眉心皱紧，又或是吞咽声大且连续不断，就要把宝宝向前微倾，奶瓶放低，让宝宝调整呼吸，大约十数秒后，宝宝会再次恢复吸吮动作，大人也随之调整好宝宝竖抱的姿势，调高奶瓶的位置，继续哺喂，或是吸吮动作中小嘴外嘬时，轻拔出奶瓶，但奶嘴停留在宝宝下唇上。避免宝宝因担心吃不到奶瓶而着急。在宝宝调整呼吸，重新张嘴寻找时，再次正确衔入，开始哺喂。而如果奶嘴停留在宝宝唇边，但宝宝不再急迫寻找，就可以停止此次哺喂了。

四、母乳何时没营养？

母乳能提供给婴儿最完善的营养及具有免疫功能的抗体，有利于婴儿的健康成长！但母乳在喂养过程中，妈妈的乳汁质量是否会随着时间的推移，或者特殊因素的影响而发生变化，甚至对于宝宝健康不利呢？

很多妈妈都会关心，母乳可以喂多久？是不是6个月后母乳就没有营养了？妈妈来例假了是否母乳就没营养了？妈妈烫发会影响母乳质量？哺乳期妈妈是不是不能吃药？妈妈抽烟、喝酒，母乳就会对孩子有害？……

诸如此类的问题，每日都有很多哺乳妈妈都会在网上询问！我们在感受母爱伟大细腻的同时，也希望妈妈们掌握更多关于母乳的正确资讯。让母乳哺育能更加自然自在！

（一）那些关于母乳"质量"的疑问

疑问1　哺乳超过6个月，母乳中的营养就不够了吗？

世界卫生组织建议支持6个月以下的婴儿纯母乳哺育，接着在适当的时机提供合适与安全的辅食，同时持续哺乳至孩子2岁及以上。因为头6个月按需哺喂母乳可以满足婴儿所需要的全部营养与水分。而纯母乳哺育相对于新生儿期接触其他来源食物，可以有效降低未来过敏的风险！

母乳即使在6个月之后，仍然含有丰富的蛋白质、脂肪和其他重要而且适合婴幼儿的营养成分，母乳中仍含有保护宝宝的免疫因子。事实上，母乳中保护宝宝抵抗感染的免疫因子，在哺乳的第二年会比第一年还要多，这当然是因为宝宝在1岁后，活动环境更大了。母乳哺育可以协助免疫系统成熟并帮助脑部、肠胃道以及其他器官的发育和成熟。研究发现，母乳哺育时间超过1年以上，则婴儿发生超重、肥胖、中耳炎以及成年后罹患心脏病、高血压等疾病的相对危险度明显降低。

妈妈只要根据宝宝成长的需要，适时正确地添加辅食，即能满足宝宝的全部需要了！

疑问2　妈妈来例假，泌乳量会减少，母乳也会没有营养吗？

很多妈妈选择在例假恢复时断奶，都是因为有这样的传统观念误导！有些妈妈在经期明显觉得疲惫、敏感、不适，乳量似乎也减少了，而大部分妈妈完全没有影响，甚至还有部分妈妈在经期泌乳量反而增加了。无论怎样，乳汁的量并未因为生理期的到来而产生过于明显的变化，即便有影响也因女性生理期时间短暂，其产生的影响也微乎其微。妈妈要注意依照身体的需要，及时补充睡眠及饮水，增加营养摄入，调整好身体状态，几天之后你和宝宝熟悉的哺乳感觉会再次回来！在此期间，有些宝宝可能对于乳汁的流速略有不满，请家人代替妈妈多给予宝宝照顾安抚，同时也要增加有效哺乳次数即可。

疑问3　妈妈烫发会影响母乳质量吗？母乳会受到环境污染影响吗？

烫发本身的影响局限于对头发及头部皮肤，如果并未对妈妈的血液形成明显影响，则也不会影响到乳汁的质量，但烫发后头发会有较为刺鼻的气味，尽量避免头发直接接触宝宝皮肤，或及时清洁头发即可。

关于环境污染，很无奈地说，它其实无处不在！国外的奶牛也不可能百分百生活在真正完全零污染的环境，而从挤牛奶至灌装成品奶粉销售的过程中，污染的风险更是无法准确控制！相较于对风险的无法预知，妈妈自己身体健康情况其实更好管理！妈妈的身体并未因环境的变化而产生严重的影响，而妈妈的体内循环也进一步帮助影响因素的过滤，本身对于哺乳也是有利的！

疑问4　妈妈抽烟、喝酒会否影响宝宝健康？

有资料显示，吸烟会降低乳量及乳汁中的脂肪含量，也有可能会降低妈妈对于哺乳的兴趣，因此，不建议哺乳妈妈吸烟。如果需要吸烟缓解压力也最好避开宝宝、吸烟后要及时更衣清洁、减少吸烟频率、尽量在哺乳后再吸烟,将哺乳的影响降低至最小。

哺乳妈妈只要不是酗酒,哺乳通常是安全的!妈妈饮酒后会使乳汁中的酒精水平与血液中的酒精水平相当,而婴儿对酒精的代谢能力不如成年人,但会随着年龄增长而逐渐增强。所以妈妈最好少量饮酒,或在哺乳后饮酒,以及饮酒后间隔2~3小时再哺乳,此时乳汁中就很少含有酒精了。

(二)影响乳汁"质量"的因素

首先,妈妈的身心健康是值得关注的!乳汁中的营养离不开血液的运输,如果妈妈本身罹患较严重的疾病或是因为生病不得不服用会通过乳汁传递给宝宝副作用的药物时,妈妈就要评估可能的风险,慎重选择治疗方案并考虑哺乳如何继续!但绝大部分疾病是可以持续哺乳的,目前有《药物和妈妈的乳汁》一书可以查询到哺乳期更安全的用药,相较于食用配方奶已知的风险,合理的治疗及正确的哺乳技巧,能大大降低风险!

而常常会被大家忽略的产后抑郁,往往是母乳哺育的阻碍之一,妈妈产后出现的情绪焦虑、身体代谢异常,可能对泌乳量、哺乳效果产生不利影响,而妈妈的焦虑情绪也很容易影响到宝宝,导致他频繁哭闹、吃奶效率低,甚至体重增长缓慢!家人务必关注产妇的心理需求,来自爱人的亲吻、拥抱、贴心的话语,往往比吃大鱼大肉、卧床休息不操劳,更能缓解妈妈的沮丧情绪!在这种情况下,寻求专业的心理疏导或医疗帮助,持续有效哺乳,有助于改善妈妈健康状况,从长期来看,对于宝宝身心健康也会更有利!

还有一种特殊情况需要关注,家庭遗传因素或新生儿期接触母乳以外的饮食,有可能导致宝宝出现过敏,甚至发展成妈妈饮食中的某些因素也会持续造成过敏出现。当出现这样的情况,有效的方法是排查妈妈饮食成分,如果确定是妈妈特定饮食因素造成的宝宝过敏,就需要妈妈的饮食对于易产气、易造成过敏的食物进行筛查与规避,比如避免牛奶、蛋、鱼,尽量不吃花生、坚果。如果是因妈妈第一次吃某种食物导致宝宝的反应,通常停食此种食物24小时后，宝宝的症状就能有所缓解。如果是日常就一直在吃的食物则需要暂停的时间更久些。在宝宝大一些并且过敏状况缓解后，再逐渐少量的增加此种食物。

即使摄取相当低热量饮食的妇女，也能制造足够的奶水，除非妈妈本身营养不良，而且持续了很长一段时间，才会对母乳的质和量有所影响。婴儿都能从母乳中得到所有他需要的营养，一些妈妈担心如果她们几天没吃好，会影响乳汁，这没必要担心！饮食上的小变化不影响奶量或品质。

（三）提升泌乳"质量"的方法

哺乳妈妈只要饮食均衡，不需要吃特别的食品，亦不用刻意避免某些食物。吃得过多也并不会产生更多乳汁；吃得不够也不会立刻造成严重的乳量减少。只要妈妈身体健康，那就不必担忧乳汁质量不足！如果你是素食主义者，要注意在饮食中摄取富含DHA、锌和维生素B族的食物。吃得舒服、吃得开心、营养均衡，获得的效果会更好！

哺乳妈妈不必为了制造乳汁而喝牛奶，传说中会导致"回奶"的食物，在乳量平稳时，也几乎不会立刻产生明显"效果"。哺乳妈妈应该坚持正常、健康的饮食。虽然有时妈妈吃的食物会影响泌乳，但这种情况并不多见而且可以通过哺乳的技巧改变而改善，而不仅限于改变妈妈饮食这一种方法。

均衡饮食，增加新鲜蔬菜、水果的摄入，会让妈妈身体更健康、乳汁也会更富营养。另外快乐地进食氛围、让妈妈选择喜欢的食物，更能够"营养"哺乳妈妈的情绪……这些都是提升泌乳量与乳汁质量的好方法！

五、生病了还能哺乳吗？

在哺育初期，新妈妈的生活忙碌而紧张。每日的睡眠因照顾宝宝的作息而变得七零八落，疲惫不堪是每个新手妈妈的感叹！过于疲劳、高度紧张焦虑，分娩后身体虚弱等等状况，使得妈妈很容易生病，感冒发烧就是最常见的状况！

哺乳期生病了怎么办？如果用药是不是就不能喂奶了。这样的问题，最好还是求助于医生！大部分医生是支持母乳哺育的，当母乳妈妈面对医生时，首先要告诉医生你在哺乳期，温柔而坚定地表达你希望继续哺乳的意愿。

医生会根据你的病症进行适宜的诊治。在问诊过程中，你可以明确地告诉医生你的打算，让他知道你在短期内不希望因为疾病或服药而中断哺乳。很多时候，医生让妈妈停止哺乳的原因往往是善意的，基于药物对泌乳的影响或者药物通过乳汁代谢而对母乳哺育婴儿产生的影响，为了避免未知的伤害，选择建议暂停哺乳。

要相信大多数医生都支持母乳哺育，根据你病情和身体情况积极地为你寻找可以治疗又不影响哺乳的办法。

建议你仔细向医生询问药物的副作用，包括在你和宝宝身上可能出现的不良作用，少数敏感的宝宝在妈妈服用药物后大便性状会有所改变，如大便次数增多，有黏液；或者受一些药物影响宝宝睡得更多等。提前了解药物可能对宝宝产生的不良作用，一旦情况发生时，你就不会太过慌张。

如果你的宝宝正在服用其他药物，你也要一一告知医生，留意药物间的相互作用。虽然你服用的药物进入乳汁的量很少，但是微量的药物一样会改变或者削弱其他药物的效果。

在一些医院，医生可能会开新出药品给患者，但对于母乳妈妈来说，同样效果的药物中，已经使用的药物在乳汁中的代谢研究往往更透彻。

还有一个可以让你快速了解所服用药物的便捷办法，问一问医生这个药能不能用在儿科，尤其是抗生素。如果是新生儿都可以服用的药物，乳汁里微小的量，对宝宝来说一般没有太大问题。

有些时候，你或许对哺乳期去医院这件事感到恐惧或不安，那多半是因为很多妈妈的经验都和"停止哺乳"有关。的确，有些医生会提出暂停哺乳的意见，但并不是每一个医生都持同样看法。很多时候并非医生不想让你哺乳，而是出于谨慎考虑。

如果你的医生执意要求你停止母乳哺育，仔细听听他的意见，还可以寻求其他医生的帮助再决定是否停止母乳哺育。

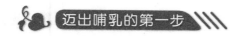
中药或中成药对哺乳妈妈来说并非百分百安全！

很多哺乳妈妈认为中药或中成药成分中的不良作用相对比较小，其实是因为中医药在哺乳期的影响，我们知之甚少。

如果你选择中医治疗疾病，也一定要由专业的中医师开药方，他必须了解你的身体情况，同时清楚地知道你在哺乳期，再经过望、闻、问、切诊断后，最后开具药方。对于各种秘方、偏方，请务必慎重对待！

第四节　职场哺乳和乳房保护

产假过后，大部分妈妈会回归工作岗位，但很多妈妈的哺乳期还没有过，回归职场，意味着每日要与宝宝长时间分开。上班后，还能坚持母乳哺育吗？本节我们将和你讨论更多上班妈妈母乳哺育的实用技巧，帮助你继续给宝宝提供最好的母乳！

一、给职场哺乳妈妈的建议

恢复上班后，你将面临"哺乳模式"的突然改变，曾经24小时，乳房可以随时满足宝宝的需求，而宝宝有力地吸吮，也保护了妈妈乳房的健康！可是，上班后每日8～10小时，没有宝宝的吸吮帮助，刚刚开始的手挤奶、吸奶器吸奶，难免会让乳房排乳不充分、不够舒服！

对于这些变化，乳房也需要一段时间进行"调整"，适应新的哺乳模式。下面一些建议会对职场妈妈哺乳有所帮助。

1. 了解哺乳期乳房整体的健康情况。上班前检查一下自己乳房的健康状况。在哺乳期它是否经历过乳汁淤积、急性乳腺炎，或者其他乳房方面的疾病（如乳房湿疹、乳头"白点"、念珠菌感染等）。如果有，当初引发疾病的诱因是什么？是你的哺乳习惯问题？还是饮食、心情、睡眠？在你充分了解这些引发乳房问题的诱因之后，职场继续哺乳时，就应注意规避引发这些乳房疾病的风险。

2. 及时挤奶。很多妈妈在上班前并没有达到供需平衡的状态。没有供需平衡的乳房，因乳房快速地过度充盈，会增加乳汁淤积的风险。所以上班后无论你选择"背奶"，还是亲喂，要记住一条，千万不要等到你的乳房过度充盈时才想起要哺乳或者挤奶。

3. 不要完全依赖吸奶器。有一部分妈妈使用吸奶器的效果确实不理想，你可以尝试学会手挤奶，手挤奶配合使用吸奶器，往往能提高挤奶的效率，减轻乳房的不适。

4. 选择一款合适的哺乳内衣。因工作性质类别的不同，对你的着装要求自然也有所不同，你需要一款舒适且承托力好的哺乳内衣。这里的关键词就是："舒适"和"承托力"。

职场妈妈工作间隙挤奶小技巧

● 制定属于你的职场挤奶计划。写清楚每天挤奶频次及单次挤奶量规划，出于对乳房健康的考虑，多次短时挤奶好过等到乳房胀硬时再强力挤奶。

● 在上班期间，至少间隔3小时左右排1次奶。如果感到乳房因胀奶不舒服时，要及时排乳。

● 1次吸出来的奶量没达到妈妈心理预期，请不要担心，喝杯温水，稍作休息再来尝试。

● 如果乳房已经不舒服，不要强行挤奶，及时护理好乳房才能更好地坚持"背奶"。

● 学会刺激"奶阵"（也就是喷乳反射）的方法很重要，它能大大提高挤奶的效率。

● 合理制订瓶喂计划，避免过高估算宝宝瓶喂奶量，给自己增加挤奶的负担。

● 随身带着宝宝的照片、宝宝用过的小手绢、录下宝宝咿呀的声音或小视频，在挤奶时，更容易睹物思人，刺激更快挤奶。

● 寻找身边一起挤奶的同伴，用聊天的方式放松挤奶时的紧张情绪。

回到职场才1个月，丽娜便出现了"奶荒"！她的工作是对俄贸易，因为和客户有时差，工作时间是早11点至晚9点，再算上上下班的时间，超出12小时都没办法亲喂。 宝宝大部分时间都是家人用奶瓶喂母乳。

丽娜的上班时间很紧张，没有充足的时间去挤奶。每日只能挤2次，为了让宝宝尽量吃饱，丽娜每次挤奶都需要40分钟，如果运气好也才能背回300毫升母乳。上司对女员工上班挤奶还颇有微词，在工作和哺育的双重压力下，丽娜的奶量急剧减少。

哺乳指导了解了丽娜的情况后告诉她，泌乳量减少是哺乳妈妈所受到的压力造成的。丽娜单纯地认为把吸奶器的吸力调到最强，每次多吸几分钟就能达到提高奶量的目标，可她却忘记了，乳房从按需哺乳的不计次数亲喂，转为白天固定时间加大排出量的方式，突然的排乳转变，导致了乳房无法"适应"新的工作方式；而不正确地使用吸奶器，野蛮的吸奶方法进一步加重乳房的工作"负担"。最终致使乳房"罢工"！

针对职场妈妈的情况，哺乳指导建议丽娜：① 先检查乳房是否已出现淤积或过度吸奶导致了乳晕处水肿，再对症治疗。② 在家休息的时候全天保持亲喂，通过宝宝的吸吮，帮助持续改善乳房畅通状况。③ 上班后，调整挤奶频率为每日4次，每次缩短挤奶时间，确保乳房畅通舒适。等乳房逐渐适应了吸奶器挤奶的方式后，出奶会变得更顺畅，再将挤奶间隔拉长变为每日2~3次。④ 挤奶前喝杯温水，用手先温柔地对乳房整体打圈按摩再挤奶。按摩可以刺激奶阵来得更快、频次更高！

丽娜采用了哺乳指导的建议做了调整，数天后吸奶量明显提升！ 可过了几个月，到了公司半年总结的阶段，丽娜经常要连轴开业务会议！她不好意思在会议当中出去吸奶，只好忍着，有时感觉乳房胀到要爆，再吸的时候发现乳房胀硬到连乳晕都绷紧了，吸奶器反而吸不出来了！晚上回家，宝宝边吃边哭，折腾一夜也没能让乳房彻底软下来！

她只好再次电话咨询哺乳指导，针对她目前的乳房情况，哺乳指导告诉她，关键问题是要避免过度乳房胀硬，当感觉乳房胀奶或开始漏奶时就要及时吸奶，哪怕先采用便捷的手挤奶的方式，挤掉一些乳汁，让乳房感觉舒适即可。

如果乳房已经胀硬到吸奶器无法达到顺利排出时，就不要再用吸奶器，强行使用吸奶器只会让乳房负压过大，导致乳头、乳晕水肿。改用手挤奶方式缓解，再配合宝宝有力吸吮，同时在乳房局部冷敷缓解肿胀。

还好这次的乳房问题处理及时，才有惊无险地度过了！这位职场妈妈明白了，工作再忙，也要及时关注自己乳房挤奶的需要。乳房健康、乳腺畅通，才能更好地保持哺乳。

及时发现乳房不健康的"信号"

开始职场"背奶"后，有些情况是妈妈们必须关注的：如乳房局部酸痛或刺痛、乳头肿硬、奶量持续下降、宝宝吃奶时表现出不满足或不愉快……这些都是乳房给你发出的"信号"。你可以依循下面的问题对乳房进行一次评估：

□ 检查乳房畅通情况，你的乳房是否因过度挤奶而产生了阻塞或局部水肿。

□ 你是否对自己挤奶量预期太高，而忽视了乳房所承受的能力？

□ 最近是否因工作或家庭压力较大，而产生了情绪波动以至于影响乳房状况？

□ 是否因太过疲劳，夜间哺乳时意外压伤乳房？

如果你以上的回答是肯定的，给职场"背奶"妈妈的建议：① 暂停工作，请家人多照顾孩子，让自己好好休息，缓解一下身心的疲劳。② 根据乳房的具体症状，对症进行治疗或自我护理，具体方法参照本书其他章节。③ 与家人沟通，调整宝宝白天哺喂的频次与奶量，以便自己能相对轻松地满足宝宝白天奶量的需求。④ 调整白天挤奶的方式与频次，每日挤奶4次，每次挤奶时间控制在20分钟左右。这样的调整能让乳房及时轻松挤奶，乳汁淤积的风险也相对更低！

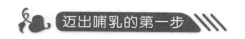

二、"背奶"量越来越多，并非好事

也有些妈妈在母乳亲喂阶段，乳量一直比较充足。宝宝有时还没有饿，妈妈的乳房就已经再次充盈了。常常在宝宝吃奶后，还得排出很多，否则就觉得乳房胀痛不舒服。回到职场后，就算每日在上班时间只挤2次奶，也能很轻松地带回家超过400毫升的奶量。这类妈妈，背回家的母乳宝宝都喝不完，冰箱里总是有存奶。即使这样，这些妈妈会因为担心乳房里有存奶会导致淤积，而努力不停地"排空"乳房。

实际上，处于哺乳期的乳房，甚至离乳一段时间内的乳腺内，都还存有少量的母乳。以上将乳汁"排空"的做法，乳汁的分泌和乳汁排出的有效次数是成正比，也就是说，乳汁排出越多，那么产出的母乳也就会随之增加。妈妈挤奶的负担会越来越重！乳房出问题的概率也会随之增加！

除去妈妈努力地"挤奶"外，导致妈妈母乳越背越多的原因还有一个，是妈妈误以为宝宝需要更多。很多妈妈误以为4个月以上的宝宝，日常奶量应该在600~900毫升。妈妈计算之后，就认为白天得努力多背，少了宝宝不够吃啊！宝宝会营养不良啊！600~900毫升的"推荐"乳量，是根据奶粉的阶段用量来测算的，由于母乳亲喂，没有固定的时间，也无法衡量每次奶量，妈妈就会在上班后，用吸奶器吸出的量来作比较。

但是妈妈们不要忘记，从你下班后到第二天上班，这十几个小时的时间内，有很充分的时间可以继续保持亲喂。有些宝宝因为白天和妈妈的分开，而夜间频繁地吃奶。宝宝通过黄昏和夜间多次吃奶，来弥补白天的不足。所以，你不必担心自己挤出的奶没有别人多，或是宝宝一顿瓶喂没吃多少，是否会挨饿。只要你夜里依照需要保持亲喂，宝宝就能摄取每日所需的乳汁总量！

而在白天，刚开始瓶喂量在40毫升左右，随着适应妈妈白天离家的时间，瓶喂奶量能够自然增长到100毫升左右。如果白天瓶喂量不多，完全可以通过妈妈下班后亲喂弥补不足，宝宝真的不会饿着自己！如果代为照顾宝宝的家人白天给宝宝瓶喂量过多，很可能会导致宝宝亲喂的需求减少，不利于帮助妈妈乳房疏通。因此，建议对自己乳房排乳量要求过多的妈妈，为了乳房健康的考虑，适度调整目标量。

阿朵在宝宝4个月的时候向哺乳指导求助"奶水太多"的问题。据她自己陈述，一直以来，每次宝宝吃完母乳以后乳房形态基本不会发生太大的变化，也就是说单靠宝宝吃乳房也不会太软，几乎每次都要额外用吸奶器吸出150毫升左右的乳汁保存起来，以备上班以后给宝宝吃。

阿朵认为只有在每次喂完吸出一部分乳汁后乳房才感觉舒服，可是上班后，每日背回家的奶都有富裕，冰箱里的冻奶完全没机会给宝宝吃。白天宝宝瓶喂吃得很饱，夜奶最多1次，阿朵必须再起来吸1次奶，否则乳房会胀痛不适。同时，缺少了宝宝的吸吮，单纯靠吸奶器挤奶，总觉得排不"干净"！乳房局部开始出现肿块。

哺乳指导先触诊她的乳房，发现左侧乳房外有淤积，乳晕周边微红，看起来像伞状肿胀，乳房内明显可触及扩张的乳管，阿朵自称有些疼痛；右侧乳房也有少许淤积，但是整体情况要好于左侧乳房。针对阿朵的情况，哺乳指导建议她：① 排出淤积后，坚持亲喂，尽力和宝宝之间有很好地配合。② 宝宝吃完母乳以后，乳房有胀硬不适感，可用轻柔的手法按摩乳房，将乳晕处的乳汁排出至舒服即可。③ 上班以后，调整每次吸奶的频率，逐渐缩短2次吸奶的时间。控制使用吸奶器的时间，并配合正确的手挤奶的方法，在吸奶器使用前后做好乳房自检及护理。

像阿朵一样，刻意追求排空乳房，而致使奶量过多的妈妈们，你有发现自己背回家的奶量已经大于宝宝真正所需了吗？过度挤奶会在某种程度对乳房造成伤害。如果你现在正处于"背奶"越来越多的状态，就需要你及时调整。

1．正确看待每日的"背奶"量。不要过度追求排空乳房或是努力实现过高的"背奶"量。

2．逐渐减少每日的"背奶"量。每日在总"背奶"量的基础上减少20～30毫升，维持几天。乳房能够适应就再减少20～30毫升。直到达到乳房分泌合适的母乳量就好。

3．适度挤奶。当你感觉乳房沉重、充盈时，及时挤奶到乳房整体略变轻软，自己感觉舒服即可，千万别等到乳房过度胀满发痛。

三、为何奶量会越背越少？

和奶量越背越多的妈妈相反，有些妈妈在产假结束后回到职场会出现奶少甚至短期内回奶的情况，究竟是哪些因素影响了职场妈妈的泌乳量？

（一）影响职场妈妈泌乳量的原因

原因1　回到职场后面临各种压力。自从上班以后，职场妈妈每天都要面对来自职场的各种压力，回家后还要哺育宝宝，几乎没有自己能自由支配的时间。虽然说，有压力才会有动力。可在母乳哺育这事上刚好相反，过多的压力以及身心疲惫会影响妈妈的心情，自然也会造成母乳逐渐减少。而很多职场妈妈往往容易忽略这方面的因素。

原因2　工作太忙，没时间挤奶。一些职场"背奶"妈妈表示工作太忙，等自己反应过来要挤奶可能都是几小时以后的事情了；也有妈妈表示没有充裕的时间来完成一次挤奶。乳房常常处于过度充盈状态，长久下来就发现奶真的越背越少，也更加怀疑自己的产奶能力。

原因3　挤奶方式不当，导致乳房出乳不顺畅。职场妈妈大都选择用吸奶器来收集乳汁，虽然所有吸奶器厂家都会宣传：吸力多级选择、温柔、模仿宝宝吸吮……你所选择的吸奶器就算是最贵的，就算是朋友强力推荐的，也不见得是最适合你的！如果你没有提前学习正确的吸奶器使用方法，很可能会导致错误操作而伤害乳房。

虽然也有很多妈妈都推荐手挤奶，正确的手挤奶会比吸奶器挤奶的方式灵活、便利，但如果你没有很好地学会手挤奶的技巧，只是用蛮力挤压或拉拽乳头等错误的手法挤奶，也会导致乳腺受损。乳房会在遭遇不舒服的挤奶后"抗拒"泌乳。所以不论你选择使用吸奶器吸奶还是用手挤奶，一旦方式不当，出奶就不那么畅通，奶量必然就会随之减少。

针对以上的原因，提醒妈妈们，不

要简单地把乳房当成产乳的工具，哺乳期的乳房最需要你的关爱和呵护。

（二）给职场妈妈的追奶建议

1. 一旦发现压力太大，及时调整寻求帮助。休完产假，返回工作岗位时，哺乳妈妈一定有诸多不适应和焦虑，挤奶、工作、家庭、育儿……要兼顾诸多事情，不适应和有情绪是正常的。

你试试这样做：① 及时沟通，协调好各种问题和关系。工作压力太大，自己一个人无法承受时，就勇敢地与领导沟通协调；需要挤奶的时候，如果手头有紧急的工作，与同事及时沟通，取得帮助；回家和老公多沟通，获得家人支持。② 适时的解压，舒缓压力和情绪。心情不好的时候，喝杯咖啡，听听舒缓情绪的音乐，听听笑话，看看小宝贝的照片，看看宝贝的视频，哪怕就是闭着眼睛靠在凳子上放空自己休息一会儿，也会感觉舒服很多。③ 放松心情，信任你的家人，避免过度焦虑。离家时愉快地与宝宝告别，约定回家时间。当你情绪稳定，身心也比较放松了，你会发现白天暂时地离开宝宝，对你来说并不是件坏事。

如果宝宝白天会有情绪反应，告诉家人可能需要更多的耐心来接纳孩子的情绪和不适应，帮助孩子平稳度过最初的分离焦虑，信任照顾人，不要质疑她（他）的能力，也能很好地维持好家庭关系！

2. 及时挤奶，避免胀硬了才挤奶。对于上班的妈妈来说，没有了宝宝在身边充分的吮吸，如果总是胀硬了才挤奶，乳房的充盈—排空都是过度的，压力变化太剧烈，你的身体可能就要提抗议了。这样做的后果可能是乳汁淤积甚至急性乳腺炎，或者胀奶的间隔越来越拉长，你会发觉奶量下降了，因为你的身体做出的自我保护反应就是频繁胀奶很危险，那么干脆用"减产"的方式来保护乳房！

你试试这样做：最初上班，相对安全的挤奶频率是一到公司首先挤奶，之后差不多最少要2~3小时挤1次，直到下班，回家前也最好再挤次奶，如果路程较远的话。当然，你可能不到2小时就会感觉到有点胀了，那就要缩短间隔时间，可能1小时左右就要挤（吸）出了。奶量相对比较大的妈妈，更需要随时关注自己的感受，来决定是否需要及时挤奶。

在乳房软软的时候就挤奶，乳房内的压力比较均匀，乳汁的排出会比较顺畅，也能较好地保持乳腺通畅的状态。

而对于上班时间紧张、挤奶时间不充分的妈妈。建议采取分段快速挤奶的方法来解决胀奶的问题。具体操作方法：把全天的挤奶频率加快，而挤奶时间缩短。比如，你以前间隔3小时，每次花20～30分钟挤奶，能挤出60毫升的奶量；现在你每隔1小时，每次花5～10分钟挤出20毫升的奶量。3次挤奶加在一起也是60毫升，并且挤奶花费的时间相同。这样做的好处增加了挤奶次数，而减少了每次挤奶的时间，母乳总量没有变化，但乳房得到了足够的刺激。

3. 别一味地追求产奶量。如果听到很多妈妈说自己每次最多可以吸200毫升，最少也能挤出100毫升，而你费了九牛二虎之力，每次也才挤出或者吸出60毫升左右母乳，心理肯定担心宝宝吃不饱。

一味追求"高产"，乳房的压力也会很大，随之出现问题的概率也会很高，如乳头皲裂甚至乳房红肿、乳汁淤积，或者急性乳腺炎。

你试试这样做：放松心情，调整心态，对自己说，适合才是最好的，结合宝宝月龄、胃容量，根据宝宝的自身情况来存奶就好，存储的奶量不在多，够吃就好。下班后采用亲喂，白天不足的部分，宝贝也会通过夜奶给补回来的。

4. 抓住时机亲哺亲喂。新妈妈上班后，家人考虑到妈妈白天上班太辛苦，为了让妈妈晚上好好休息，妈妈晚上开始和宝宝分开睡。夜间母子分离，对妈妈宝宝来说都不利，乳房少了宝宝吸吮的刺激，奶量会逐渐减少；而宝宝因为晚上仅有的"夜奶亲密时间"也被剥夺了，没有了妈妈的陪伴，可能会产生"罢奶"的情绪。

你试试这样做：对于哺乳期的妈妈来说，亲哺亲喂是追奶的制胜法则。虽然，白天你不在孩子身边，上班前或下班后，你可以抓住时机尽量亲哺亲喂，如上班前先喂宝宝；下班前，先挤奶，然后回家再给宝宝亲喂；有条件的，中午再给宝宝"加餐"；夜间继续"夜奶亲密时间"……这样，乳房得到了多次刺激，奶量也能保持。你只需要提醒家人，让宝宝"留着"肚子，等你回来吃母乳。

在"背奶"妈妈分享会上，小玲带来了她的各种"背奶装备"。她拿出3种不同的吸奶器前来做咨询。一个是孕期准备的手动吸奶器，月子使用后感觉效率不高，而且手指、手腕出现疼痛；于是她又购买了某品牌的单侧电动吸奶器，使用了几个月感觉比手动吸奶器轻松多了；上班后，吸奶时间很仓促，单侧电动吸奶器似乎不能满足高效率快速吸奶，经同事介绍小玲又买了同一品牌的双侧电动吸奶器，她认为在紧张的工作时间里，用双侧吸奶器应该可以节省更多吸奶时间。这款算是市面上最高级的吸奶器，功能也最齐全。

随着吸奶器级别的提升，小玲的"背奶"生涯却越来越艰难。之前单边10分钟能吸50毫升左右母乳，可过了一段时间，一侧乳房吸出的母乳只有20毫升，而且乳头感觉有些红肿，乳晕下可以摸出乳腺管越来越粗硬。再后来一用

吸奶器乳房就疼痛。每日背回的母乳不断在减少，家人肯定她没奶了，劝她断母乳给宝宝添加奶粉。

听完小玲的叙述，哺乳指导对大家说，"其实小玲的这种情况在职场'背奶'妈妈中很普遍。吸奶器是职场'背奶'妈妈的重要工具，吸奶器不是越贵越好，而是要适合自己。很多妈妈以为，吸奶器吸力越强越好，其实好的吸奶器最大的优点是温和地对待乳房，能刺激喷乳反射，提高吸奶效率。当你使用吸奶器时，发现乳房出奶不顺畅时，说明需要逐渐减少使用吸奶器的时间，不要强硬用吸奶器吸奶。可以用手挤奶方法，缓解乳房不适，等喷乳反射出现再继续使用吸奶器。职场妈妈要放松心情，学会给自己减压。奶量减少的部分原因来自于挤奶压力过大。"

无论在什么情况下，当你发现乳汁有减少的趋势，那么就需要引起你的重视。如果你会手挤奶，请用正确舒服的手法排出乳汁，而一味地错误使用吸奶器只会伤害乳房；当你感觉乳房不适时，要选择暂停或减少使用吸奶器的次

数，并且控制使用吸奶器的时间，及时寻求专业的医护人员的帮助。判断乳房畅通情况，如确认乳房有乳汁淤积，采用正确的方法来护理；同时，还要评估你日常的排乳方法与排乳时间表，重新做出计划。

四、哺乳期出差

"产后第一次出差，对于我来说简直就是一场噩梦！我出发去机场时才发现我的吸奶器没有带。可我明明记得装在行李里面的，当时我就蒙了，下了飞机我就直奔商场买了一个简便的来应付。新的吸奶器不太顺手，吸奶效率太糟。我担心如果没有完全移出乳汁，母乳量会减少。所以每次吸奶我都是等到特别胀硬了并高强度的吸奶。结果用了几次后直接导致乳头泛红水肿了，奶水就更不容易吸出来了，出差没多久乳房就淤积了。

乳房的问题还不算什么。晚上对我来说才真是煎熬，我疯狂地想念儿子，不知道他今天吃饱了吗？想妈妈了吗？每日我都在倒计时希望出差能早点结束。我还担心回去后，儿子不愿意吃母乳了。这个感觉真的太糟糕了！"

——哺乳妈妈美琪

回到职场后，很多哺乳妈妈像美琪一样难免会遇到出差的情况。在你与宝宝完全分开的这些天里，你需要利用时间和有限的资源维持泌乳，以便保持乳房的健康状态和回家恢复亲喂。一旦乳房问题处理不好，就可能在出差时给你带来阻碍和麻烦。出差期间如何维持泌乳和保持乳房健康？

出差期间维持泌乳和职场"背奶"有很大的相似点，两者的目的都是为了保持乳房的健康状态和回家更好地亲喂。很多妈妈都会像美琪一样选择使用吸奶器，如果因为赶时间而盲目加大马力或延长某次吸奶时间，很容易导致乳房出现健康问题。

根据你出差的行程，合理安排挤奶时间，让乳房舒适是首要的。不要等到乳房不适后才去挤奶，也别过于担心不挤奶，乳汁分泌就会减少。退一步来说，就算母乳真的减少，回家后宝宝的吸吮刺激也会帮助刺激乳房泌乳，不会对泌乳量造成太大影响。出差在异地，没有充裕的时间来吸奶的话，手挤奶配合吸奶器是一个相对更好的选择。

出差时遭遇乳汁淤积怎么办？

　　洗个热水澡，用热水冲淋后背，同时尝试手挤奶，或者给乳房做个局部按摩。暂停使用吸奶器，改用手挤奶的方式排出乳汁。如果在你宾馆附近有超市或者菜市场，你可以购买一棵卷心菜叶，用卷心菜叶外敷乳房；你也可以用小毛巾适当冷敷乳房也能帮助缓解胀痛。如果冷敷后，乳汁淤积还是没有得到缓解，请及时寻求专业的医护人员的帮助。

五、他不接受母乳瓶喂

　　在第二章里，我们提到新生宝宝在母乳哺育初期因受到人为干预，吃了奶嘴以后就不会吃妈妈的乳房，这是典型的乳头混淆。其实还有一种乳头混淆，当宝宝熟悉了妈妈乳房的吸吮模式以后，若突然让宝宝改用奶瓶吃奶，可能有的敏感宝宝会不接受奶瓶。特别是很多职场妈妈，会在回到职场前，让宝宝尝试瓶喂这种新的喂养方式，有的宝宝可能会接受，而有部分宝宝会非常抗拒。宝宝为什么会拒吃奶瓶？

　　原因1　乳晕处腺体分泌的腺液散发出的气味是宝宝觅乳最直接的目标。加上妈妈乳房柔软的触感，这种独一无二的吸吮模式是奶瓶无法替代的。因此有部分宝宝是不愿意接受硅胶奶嘴的口感，也不想变换之前自己熟悉的进食方式。

　　原因2　在妈妈和宝宝亲喂的这段时间，几乎每日都腻在一起享受这亲密的过程。如果某天突然用奶瓶喂食，宝宝会敏感地觉得妈妈要离开他。他就是用这种拒绝吃奶瓶的态度来引起妈妈的注意，其实宝宝只是想待在妈妈身边。

　　原因3　宝宝在刚开始适应奶瓶这阶段，可能会表现出不喜欢奶瓶吃奶或拒绝吃奶瓶等。家人遇到此情况可能会着急，担心宝宝吃得太少，就会不经意地将奶瓶硬塞给宝宝。这种强迫进食的做法会让他心理产生抵触，会更加反感奶瓶。

也许很多人都以为，小宝宝除了吃就是睡，哭了抱着哄哄就行了！其实，宝宝虽小，但都有个性，也会以自己的方式来表达需求，对于大人的照料也会很挑剔！不懂得尊重宝宝的需求，强行哺喂，就会遭到拒绝！更有甚者，会导致宝宝厌奶甚至不吃奶！懂得尊重宝宝，合理的安抚，给予他足够的安全感，宝宝就会愿意主动尝试，逐渐熟悉掌握新技巧后，就会越来越自在！

学习一些母乳瓶喂的技巧：① 你在重返职场前2周左右，开始尝试让宝宝适应奶瓶，每日练习1~2次。② 妈妈要多一些耐心，千万不要强迫宝宝用奶瓶吃奶，也不要将奶嘴硬塞给宝宝。可以先用轻柔的语调和宝宝商量。③ 不要在宝宝特别饿的时候进行瓶喂练习，这样做会让宝宝更难适应新的吸吮方式。瓶喂时，尝试抱着宝宝在屋内走动。④ 如果宝宝非常抗拒瓶喂，你可以尝试更换更接近妈妈乳头形态的奶嘴。⑤ 奶瓶不是必需品，有些倔强的宝宝实在不愿接受奶瓶，我们也可以根据宝宝的月龄来选择其他哺喂用品，如鸭嘴杯、吸管杯等。⑥ 有时宝宝抗拒瓶喂可能是宝宝不喜欢冻奶的味道。在"冷冻之前，你可以把新挤出来的乳汁加热至微沸的程度（边上开始冒泡但没有沸腾），迅速冷却之后再冷冻，以此去掉脂肪酶的活性"。[1]

六、看不见的压力影响乳房的健康

雨琪是个职场"白骨精"。产假结束后，她满怀信心地回到工作岗位。可是，事情并不尽如人意。恢复工作的2个月来，乳房反复出现乳汁淤积的情况，让她无法全身心地投入工作。

"我的工作压力很大！工作时间常常超过8小时。忙的时候不能按时下班，回家后还有一堆工作需要完成。为了能坚持哺乳，且不影响工作。我在公司附近租了房，方便中午给宝宝喂奶。尽管这样，我还是常常堵奶，不仅影响了哺乳，而且也影响了我自己的工作和生活。"

不少像雨琪一样的职场哺乳妈妈，

---

[1] 国际母乳会《母乳育儿全书》——编者注

认为乳汁淤积只是乳房出现了问题。可是要知道有时候乳房的健康问题，很可能是你需要释放身上压力的"信号"。如反复发生的急性乳腺炎、乳汁淤积、乳头上出现的"白点"等，都是提醒你目前压力过大。

职场哺乳妈妈不要忽视这些乳房发出的健康信号，适当调整你的作息时间，避免身体疲劳带来持续的情绪压力。

1. 适当运动是个不错的选择。当人们在运动时体内会释放快乐激素——内啡肽，它能使你感觉快乐从而舒缓压力，而且运动后的30分钟左右泌乳素水平会提高。运动能提高妈妈的免疫力，提高代谢，预防骨质疏松。

2. 每日花时间做点让自己高兴的事情。还记得没生宝宝前自己有什么爱好吗？请重新开始吧。哪怕就只有10~20分钟也可能会帮你舒缓很多压力。

3. 预留一些时间和老公一起度过温馨的两人世界。不仅增加你和老公的感情交流，还能舒缓工作和生活的压力！

4. 定期参加妈妈哺乳支持团体的活动。在现场你可能会遇到和你一样需要舒缓压力的妈妈。大家相互倾诉也是一种有效的舒压方法。

帮哺乳妈妈做背部按摩

首先，准备一套高度有落差的桌椅。室温适宜的条件下，妈妈脱掉上衣坐在椅子上，身体前倾，双臂弯曲环抱，趴在桌面上，双乳自然悬垂，头部自然放松地枕在臂上。按摩者有节律地依着脊柱两侧，由颈部至肩胛骨下边缘，以拇指进行环旋按揉，每节脊椎骨侧面按摩10下。之后以搓热的双掌沿脊柱两侧上下搓摩。最后沿脊柱两侧，从腰部至颈部捏脊。整个过程以妈妈放松舒适为目的。

需要舒压的小信号

● 在短期内反复出现乳房问题（如乳汁淤积、急性乳腺炎）。

● 心理感觉烦闷，做事变得急躁、爱发火、情绪沮丧。

● 睡眠质量明显下降，即使睡8小时以上，仍然觉得很疲劳。

● 做事提不起兴趣，或注意力、记忆力下降。

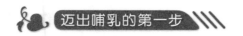

七、什么时候结束"背奶"比较好?

苏珊的宝宝已经10个月大了。每日饮食安排,早上7点左右吃母乳;10点左右吃辅食;中午瓶喂母乳约90毫升;午睡醒来3点左右吃水果;5点多再吃辅食;8点左右吃母乳;夜奶还需要2~3次。苏珊自称是"超级奶牛",吸出的量都会超过宝宝每日需求量,所以家里还有富裕的冻奶。

苏珊的工作是售后服务,每天必须坐在办公桌前不停地接电话,没有太多时间去吸奶。在"背奶"这半年时间里,每次挤奶都像打仗要争分夺秒。她心里想要早点结束"背奶"的工作,但又舍不得完全放弃母乳哺育。

不少职场"背奶"的妈妈都有苏珊这样的纠结,一方面想早点结束"背奶",另一方面又舍不得就这么结束母乳哺育,什么时候结束"背奶"比较好?取决于你乳房的情况、宝宝的态度和家人的感受。

乳房的情况 在"背奶"这段时间,你的乳房情况是否适应"背奶"?

有的妈妈在"背奶"期间,乳汁淤积、母乳量变少、乳头疼痛……这些都会影响职场妈妈继续哺乳的心情和信心。你可以选择停止"背奶"让乳房得到休息和调整,如果你是一位轻松快乐且不被乳房问题困扰的"背奶"妈妈,那么你可以让自己的"背奶"之路走得稍长久一些。

宝宝的态度 面对职场妈妈辛苦背回来的母乳,不同的宝宝也会呈现不同的态度:敏感的宝宝可能并不太喜欢妈妈带回来的母乳味道,或许他更愿意等待妈妈回家亲喂,享受母乳亲喂的幸福,妈妈可以和家人协调,不强迫宝宝接受瓶喂,顺其自然,很好地找到瓶喂与亲喂的平衡。

不同月龄的宝宝,处理的方式也不同。大月龄的宝宝,如果辅食吃得好,妈妈可以根据宝宝饮食规律和情况做相应调整,减少"背奶"量,直至停止。白天不"背奶",但在乳房胀奶时,及时排出缓解。在宝宝身边时,仍然按需亲喂即可。

家人的感受 任何事情都需要全方位的考虑才可能完成得更好,母乳哺育也一样。所以我们会建议妈妈在进行"背奶"计划时，综合考虑家人的感受，多听一下家人的意见和建议。

不"背奶"也能维持奶量的方法！

●工作高强度的妈妈，如果没时间"背奶"，那么可利用上厕所的时间挤掉一些乳汁，只有坚持排乳，乳汁才不会越来越少。

●白天不"背奶"的妈妈如果需要维持泌乳，那么在家的时候，你需要和宝宝有很好地配合，保持良好高效的亲喂模式。夜间如果宝宝需要吃母乳，请在注意休息的同时，你也一定要继续坚持母乳亲喂。因为夜间的泌乳素是白天的多倍，坚持夜奶，即便不"背奶"也可以让你的母乳量不会受到很大影响。

●当乳房出现胀硬不适或者明显淤积时，你可以试着自己将乳汁排出，用卷心菜叶敷在乳房的疼痛处。若你不能处理时，也要及时寻求专业的医护人员的帮助。

第五节　特殊情况——重新泌乳

在哺乳期，可能由于各种原因，一些哺乳妈妈不得已选择断奶，断奶后还能让乳房重新泌乳，恢复母乳哺育吗？在本小节，我们给在不同情况下断奶的妈妈提供母乳"复吸"的方法。

一、重新泌乳要考虑哪些因素

在哺乳期，有些妈妈遇到特殊的情况，在相当长的时间内无法哺喂母乳，是否鼓励她们以手动排奶的方式持续泌乳，取决于以下几个因素：

因素1　不能哺喂母乳的原因

1. 哺乳妈妈生病。根据医生治疗和用药的实际情况，在治疗期间听从医生的建议是否需要持续泌乳。如果哺乳妈妈病情较轻，医生会允许哺乳妈妈适当排奶，维持泌乳。生病期间的泌乳量会因疾病因素或缺乏宝宝吸吮刺激而受到影响；但恢复哺乳后，母乳量会随着宝宝吸吮刺激的增加逐渐增长。

2. 出差时间较长，无法保证及时排乳并保存乳汁。你可以根据出差期间的实际情况决定是否还要维持泌乳。一旦你决定回去后还要给宝宝"复吸"，在出差期间应及时排乳，保持乳腺畅通。即使这时期乳量下降也不必担忧，回家后你得到充分休息并恢复亲喂后，乳量会自然回升。

因素2　手动挤出的乳汁是否可以保存后瓶喂宝宝

取决于挤乳当时的卫生情况，及乳汁成分是否对宝宝存在影响，以及乳汁的保存方式是否有利于再次回温食用。

因素3　暂停哺乳的时间

通常暂停哺乳1周内，对于乳房泌乳影响不大，但随着暂停哺乳时间延长，对于乳腺畅通及泌乳量的影响也会逐渐加大。

二、为恢复哺乳做的准备

在暂停哺乳期间，宝宝已经适应其他的哺喂方式，恢复哺乳，最重要的是依赖宝宝的吸吮刺激，重新建立哺喂关系。

3个月以内的宝宝，可以尝试增加与妈妈胸腹赤裸的肌肤接触。妈妈避免使用气味过于浓郁的洗护用品，先恢复宝宝对妈妈的信任与熟悉，再尝试引导宝宝寻乳。在宝宝情绪平静，尤其是迷糊着将要睡着时，尝试恢复哺乳较容易成功。

3个月以上的宝宝，可以尝试妈妈宝宝共浴，增加亲子间的亲密感，唤回宝宝对妈妈乳房的依恋。你也可以尝试暂时以杯喂代替奶瓶，略减少单次哺喂的奶量，让宝宝有意愿"回到"妈妈乳房上吸吮。

无论宝宝月龄大小都要避免强迫宝宝在妈妈乳房上亲喂！下面所提供的哺乳技巧有助于帮助妈妈恢复哺乳：① 拉长哺乳的间隔时间，让宝宝对哺乳有更多期待。② 创造更利于宝宝平静情绪，专注于与妈妈互动的环境。③ 边走动安抚宝宝，边喂奶。④ 抓住恢复哺乳的时机。夜奶或白天的迷糊奶，或是宝宝刚刚醒来，此时哺乳也较容易成功。⑤ 尝试着以更舒服的姿势让宝宝接近乳房。如一起洗澡，或是在阳光较好的时候，妈妈宝宝搂抱着一起晒太阳。

当妈妈暂停母乳亲喂，又很希望维持泌乳时，挤奶的次数比正常情况下哺乳多1~2次，这样每日排乳总量与之前的情况会较为接近，乳房也不易因过度胀奶而产生淤积。

三、紧急断奶后重新开始

哺乳期妈妈因为生病，或者出于某种原因紧急给宝宝断奶。当妈妈恢复健康后选择重新哺乳——有的妈妈形象地称之为"复吸"。

"宝宝8个月的时候，我因为突发急性阑尾炎被迫住院而紧急断奶。3周后，我的身体恢复，重新开始哺乳。在医院的时候，我担心恢复健康后，乳房已经回奶了，不能再进行母乳哺育。在护士的建议下，只要身体许可就按时挤奶，保持乳房正常泌乳。

痊愈回家后，宝宝果然已经'不记得'要怎么吃奶了，就像刚开始哺乳时那样，我们需要重新熟悉。

虽然重新哺乳的过程有些艰难，但我并没有放弃，耐心地鼓励宝宝和陪伴宝宝，数天后我们又开始亲喂的旅程。"

——哺乳妈妈叶澜

相较最初的哺乳过程，重新哺乳更需要妈妈的耐心和毅力，宝宝是否接受妈妈的乳房是决定哺乳成功与否的关键。

重新哺乳遵循这样的原则：从建立良好的亲子关系开始，宝宝接受了妈妈，自然也能够较好地接受妈妈的乳房。

紧急断奶是哺乳妈妈不得已做出的决定，如果在断奶后，你还希望重新开始哺乳的话，以下的建议会对你有所帮助：

1. 维持乳房泌乳。母婴分离期间，妈妈要坚持挤奶，保持乳房的泌乳量。

2. 挤奶的时间不要太长。如果哺乳妈妈身体在恢复中，尽量由家人来完成，让病中的妈妈能够多休息，避免妈妈消耗体力。挤奶时以妈妈感觉舒服不疼为佳。

3. 对于每次挤出的奶量也不要有过

多的期望和压力，顺其自然，能挤出多少是多少。病中妈妈的身体很虚弱，所以母乳量大多会有所下降，等恢复亲喂后，母乳量自然会增加上来。

4. 不要吃过于油腻的食物和大量的汤水催乳。在暂停亲喂时，没有宝宝的充足吮吸，乳腺管难免会出现局部不通畅的情况，此时再吃大量油腻食物，容易引起乳汁淤积，导致乳房出现问题。

5. 慎用催乳的中药。其实从泌乳原理来讲，奶水多少完全是由宝宝的有效吮吸决定的。

母子重新恢复哺乳后，很多宝宝会恋奶。这种情况对于身体刚刚恢复的妈妈来说会很辛苦。家人要多分担一些照顾宝宝的工作，避免宝宝一味地黏着妈妈吃奶。

四、完全离乳后还能重新哺乳吗？

有些妈妈在宝宝完全断奶一段时间后，又想让宝宝"复吸"了。她们疑虑，长时间不吃母乳，乳房里还有没有奶水？

任何事情，只要自己愿意，有耐心有毅力，什么时候开始都不晚。如果能重新开始，自然是好的；如果不能如愿，也要尊重宝宝的选择。重新哺乳能否成功，妈妈有决心、有信心、耐心的同时，还要看宝宝是否还愿意接受"复吸"。

小雅的宝宝不喜欢吃辅食，家人认为都是恋着妈妈的那口奶，所以才拒绝固体食物。小雅也担心不吃辅食影响宝宝的生长发育，一狠心就把母乳断了。

离乳后，宝宝的吃饭问题并没有得到明显改善，反而更加抗拒辅食，因为断奶断得太过匆忙，导致宝宝的情绪也很不好，常常闹脾气。

小雅找到了哺乳指导希望能重新哺乳。哺乳指导先检查了小雅的乳房，还能挤出点乳汁。小雅很担心，这么久没有喂了，乳房还能恢复到以前的泌乳状态吗？

哺乳指导告诉小雅，别担心，试试看，看宝宝愿不愿意重新再接受妈妈的乳房。重新哺乳的关键需要宝宝的配合，以及重新恢复频繁挤奶的泌乳刺激。只要方法得当，再次恢复哺乳还是非常有希望的。

像小雅这样已经给宝宝完全离乳，又想重新恢复母乳亲喂的妈妈，在决定重新开始哺乳的过程中不妨采用下面的建议：

1. 密切亲子关系是恢复哺乳的最佳方式。与宝宝多肌肤接触，和宝宝进行一些亲子游戏和互动，让宝宝感觉到妈妈对自己的重视和关爱。

2. 不勉强喂奶。在宝宝不接受乳房的时候，不要强迫将乳头塞到他嘴里，引起他的反感和抗拒。

3. 放松心情、乐观面对。重新哺乳很考验妈妈的耐心和信心。良好乐观的心态，有利于和宝宝建立情感依恋，也有利于恢复哺乳。

4. 在恢复哺乳之前，妈妈可以先每日手挤奶刺激乳房泌乳。每日早中晚各挤1次，再逐渐地增加挤奶次数。

重新开始哺乳后，怎样增加奶量？

● 当宝宝接受母乳亲喂后，妈妈在亲喂同时增加手挤奶或吸奶器吸奶的次数，帮助刺激乳房泌乳。

● 如果你感觉挤奶不顺畅难度大，可以在挤奶前洗个热水澡，用热水冲淋后背按摩乳房，刺激喷乳反射，然后再挤奶。

● 在亲喂的基础上循序渐进减少奶粉的量，增加宝宝吸吮次数。宝宝有效吸吮刺激多了，泌乳量也会逐渐提升。

第四章 美好地结束哺乳之旅

再怎么不舍，宝宝总有一天会要和妈妈的乳房说"再见"。通常在哺乳妈妈决定是否要断奶的时候，更多考虑的是宝宝的状况，很少有妈妈会从自己此时的乳房状态出发去考虑断奶的问题。

当你决定给宝宝断奶了，你的乳房是否也准备好了呢。本章，我们将从乳房的状态和妈妈宝宝的实际情况出发，给哺乳妈妈们一些科学断奶的建议。需要指出的是，我们一般习惯用断奶来形容结束哺乳，然而母乳哺育是一个长期的过程，宝宝从吃辅食的那天起，就已经开始了离开乳房的历程，直至彻底不再需要。本章中我们把妈妈主导的断奶过程称之为断奶；而宝宝主导，吃到自己不想吃奶才结束的过程，我们称之为离乳。

第一节 为乳房制订一个科学的断奶计划

很多妈妈在断奶前，考虑了怎样安排宝宝的喂养，考虑了家人，考虑了自己工作和生活，却唯独没有考虑过怎样帮乳房做好准备。断奶期间，乳房突然没有宝宝的吸吮、没有正常排乳容易发生淤积、乳腺炎、囊肿等乳房问题。作为我们整个哺乳期的"战友"，在何时断奶、怎样断奶这件事上乳房也有"发言权"，乳房准备好了，才是启动断奶这件事必要的前提。

遗憾的是，像下面案例中突然断奶的情况却是在当下哺乳妈妈中最常见的方式。

甜甜妈是一家公司的财务，夫妻俩都是身在异乡打拼的工薪阶层。宝宝在6个月的时候被家人带回了老家，断奶就这样突然启动了。然而在突然断奶的第3天，甜甜妈也患上了乳腺炎。

断奶前，宝宝每日还要吃6～7次

奶，意味着乳房还处在大量泌乳阶段。乳房习惯了与宝宝需求的配合，白天每隔2～3小时会自然充盈，突然停止喂奶，只是减少了排出的乳量，却无法让乳房泌乳速度"紧急刹车"！与排出量相比，乳房产量明显过多，乳腺从过度充盈转变为局部堵塞，再加上甜甜妈没有及时适度排奶，缓解肿胀，最终导致了乳房出现了问题！

从乳房角度考虑断奶，需要提前规划好断奶的时间表，结合哺乳期乳房泌乳的特点和泌乳量，循序渐进地进行操作！

妈妈的泌乳量与宝宝月龄的相关性很高。如新生儿期，母乳乳量虽然较低，但乳量会随着宝宝月龄的增长而自然增长；在宝宝1～6个月的时候，由于还未开始正式添加辅食，泌乳量是维持稳定的。这时，除了停止亲喂、情绪抑制和大剂量用药（特指明显抑制泌乳素的药物），几乎没有什么方式能够明显影响妈妈的乳量；随着宝宝辅食次数的增加，母乳亲喂的频次会自然减少，妈妈的乳量也会渐渐减少。如果此时你

已重回职场，在宝宝1岁左右，你的泌乳量可能已减少到单次吸出几乎无法满足宝宝一顿瓶喂的需要，但此时亲喂时乳量还是可以随时满足他的需要，甚至当宝宝因某种特殊情况，突然连续数日频繁吸吮后，乳房的泌乳量还会再次激增；而在宝宝1岁半后，你常常会感觉一整天不排奶，乳房也不会有明显不适。

当然，上面所说的乳房泌乳规律并非是人人皆宜的标准。有些妈妈因为在早期一直采用混合喂养，或者过早给宝宝添加辅食致使妈妈乳量提前下降；也有些妈妈因自身泌乳素水平较高，宝宝1岁半了，妈妈还因为母乳分泌过多而烦恼！

在哺乳期不同阶段，乳房的泌乳量是不同的；而每个妈妈的泌乳情况也有所不同。所以在给宝宝断奶这件事上必须综合考虑妈妈乳房的情况，从乳房健康需要出发，通过正确评估自己乳房的泌乳量，以及乳房被宝宝需求的情况，来判断你是否已经做好了给宝宝断奶的准备。

参照下面的建议为自己制订一个科学的断奶计划吧！即便你此时的泌乳量还处于较高水平，但在特殊情况下需要

断奶，也可以为乳房停止泌乳做好相应的计划和安排。

首先，在实施断奶计划前，连续1周记录宝宝每日的哺喂频次和妈妈排奶的规律。根据两者的情况，做如下安排。

——当你每24小时哺喂1~2次，且妈妈无额外吸奶或挤奶的情况下，你的乳房也感觉不胀硬。此时，你可以较为顺利地断奶。停止亲喂后，每24小时内挤奶1~2次，以乳房放松无明显胀痛为目标。单次双边挤奶量控制在50毫升以内。逐渐减少挤奶的频次与数量，直到不需要再额外刺激。乳房的不舒适感通常出现在断奶后的第3天，可以在明显胀痛的区域进行适度按摩（图4-1），

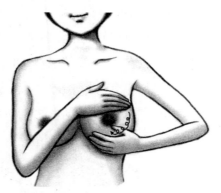

一手五指展开，握住乳房，将乳房复位；另一只手，四指并拢，从乳晕外侧为起点，轻柔地以螺旋状按摩乳房，逐渐扩展到全乳，按摩约2~5分钟。

图4-1　乳房按摩图

同时坚持少量挤奶。2周左右乳房基本无需额外挤奶了。

——当你每24小时哺喂3~5次，这其中包含妈妈上班背奶的次数。乳房超过4小时会有沉坠的胀奶感，约6小时会出现胀痛不适。如果你选择在此时停止亲喂，需要在目前哺乳加手动挤奶的次数总量上，增加1次挤奶。单次挤奶量低于原先的量。当乳房稳定适应全天候挤奶后，再逐渐减少单次挤奶量20~30毫升，每5天稳定地下调1次。当挤奶量是之前奶量的一半以下时，再减少2次挤奶。根据乳房的感受逐渐减量。在保持乳腺畅通的情况下，你的整个断奶过程需要20~30天，能够顺利减奶至不需额外排出。

——当你准备停止亲喂时，泌乳量仍然达到1000毫升以上，或宝宝按需哺乳频次超过6次。乳房基本上处于2小时左右就已经充盈，4小时左右局部胀痛不适的感觉会逐渐加重。此时断奶，妈妈需要更多的时间，或是采用其他的辅助方法（如药物）帮助减少奶量。而挤奶的计划仍可参照上一条的方案。如果你选择在乳房泌乳量比较高的情况下断

奶，乳房遭遇乳汁淤积的风险也会更高些。

你可以根据表4-1来记录每日宝宝母乳哺育的情况，方便你制订断奶计划。

表4-1 宝宝一日饮食记录

时间	1:00	2:00	3:00	4:00	5:00	6:00	7:00	8:00	9:00	10:00	11:00	12:00
亲喂时长（分钟）												
吸奶或挤奶量（毫升）												
瓶喂（毫升）												
辅食												

时间	13:00	14:00	15:00	16:00	17:00	18:00	19:00	20:00	21:00	22:00	23:00	24:00
亲喂时长（分钟）												
吸奶或挤奶量（毫升）												
瓶喂（毫升）												
辅食												

注：表4-1中，① 亲喂。记录亲喂时的有效吸吮时长（让你更加了解在一天的哺乳次数中，哪些是营养性吸吮，哪些是安抚性吸吮。你再选择以瓶喂代替营养性吸吮）。② 辅食。在对应的时间段中以符号标注，以示用餐。③ 表外详细记录每餐的食物种类及食量（用以和母乳瓶喂量、亲喂频次一起综合分析添加辅食、瓶喂奶量变化对于亲喂的影响）。准备断奶时泌乳量仍然很高的哺乳妈妈建议使用此表。

那些有关断奶的误会！

误会1　如果不打算长期喂奶，产后就干脆不要喂，直接回奶。

事实是： 母乳哺育不仅仅对宝宝益处多多，对妈妈身心健康的帮助也非常大！正确的母乳哺育能在产后帮助你更好地恢复健康，恢复形体美。哺乳期正确的哺喂与乳房呵护，能降低罹患乳腺疾病的风险。良好的母乳哺育还可以促进亲子感情建立，让妈妈获得更多心理满足。即使没做好长期的母乳哺育准备，也不必急于放弃。不必把哺喂的时间目标想得太远，依自身的感受与宝宝配合享受亲密育儿的时光，做出适合自己的安排。

误会2　打雌激素、喝麦芽水、花椒水……就可以轻松回奶。

事实是： 能否让乳房不痛苦地回奶，取决于断奶时你乳房的泌乳量，以及此时乳房的胀奶节奏。如果断奶时，乳房泌乳量仍然较高，胀奶频率高，就不适宜单纯地饮用麦芽水、花椒水回奶，而传说中回奶"灵药"——麦芽，如果单方剂量较低（低于30克），反而有可能持续提升乳量。有些妈妈使用雌激素回奶，这种回奶方法容易对人体内分泌系统产生影响，较为敏感的人还会出现头晕、乏力、恶心等不适症状。如果你在泌乳量较高时断奶，即使雌激素的介入，通常也不会有立竿见影的效果。如果你选择服用药物回奶，务必遵从专业医生的建议，切勿自行选择使用。无论选择何时断奶，只要你感觉乳房仍然会胀奶不适，都需要调整饮食及配合适度挤奶，循序渐进地减缓泌乳。

误会3　断奶的时候胀得难受也不能挤，一挤就回不去了。

事实是： 断奶时，如果长时间未哺乳，仍然有胀奶不适的感觉，建议还是要及时少量地（不高于30～50毫升/次）排出乳汁缓解乳房胀痛，同时也要避免使用吸奶器长时间排空乳房。当乳房适应手挤奶后，你就可以拉长挤奶间隔时间，循序渐进地减少单次挤奶的时间及排出的奶量。这样的方法可以确保乳房泌乳量持续稳定地下降，减少乳房在断奶期的胀痛！

误会4　断奶的时候要束胸。

事实是： 有些人说用束胸裹紧乳房，就能让乳房不胀奶。乳房胀奶不受外力压迫而减缓，束胸反而会导致乳房内血液及淋巴回流不畅，易造成乳汁淤积甚至乳腺炎。束胸会让正在断奶的乳房更加痛苦！相反，在断奶期间你要选择宽松、合体而且支撑力强的哺乳内衣，它能适当减缓乳房坠胀不适的感觉，会让乳房在断奶期更舒服。

误会5　挤奶挤到完全挤不出，才是成功断奶。

事实是： 一些妈妈给宝宝断奶后，一直没事就挤奶，想知道自己什么时候会真正没有奶。断奶时，只要乳房不再出现胀奶不适，就不必再挤奶。乳腺的退化，泌乳的停止都需要时间。因个人体质不同，每个妈妈断奶持续时间的长短也不同。如果乳房持续受到泌乳刺激（如频繁挤奶等）在断奶后的1~2年内它也不会停止泌乳。

第二节　不同月龄宝宝的断奶建议

哺乳，不仅是妈妈喂宝宝吃饭这么简单，它首先是一种喂养关系，一种抚育宝宝的方式；同样，断奶，不仅是改变宝宝的口粮，也是改变宝宝日常生活中吃、睡、心理需求的满足等许多既有的习惯。所以，什么时候断奶，怎么断奶，除了考虑乳房的情况，妈妈也要考虑宝宝此时的生理特点，才能做出最恰当、最合适的安排。

1岁，并不是必须断奶的时间点

有一个流传很广的误解，1岁就该断奶了。如果从营养和食品安全的角度考虑，1岁之前不应该断奶，而1岁之后如果妈妈愿意，也可以继续哺乳，这对宝宝的身心发育都有好处。并不存在一个"应该断奶"的时间。什么时间断奶合适，要由妈妈综合考虑自己宝宝生长发育情况和日常照料安排来决定。世界卫生组织、中华人民共和国卫生部都建议母乳哺育到2岁及以上[1]；而美国儿科医学会建议母乳哺育到至少1岁，1岁以后根据母子双方共同意愿"爱喂多久，喂多久"[2]。

但如果妈妈不想喂了，也不必有压力，随时可以断奶，只要方式科学，做到尊重宝宝，方便妈妈就好。

---

[1] 2002年世界卫生组织和联合国儿童基金会联合制定了《婴幼儿喂养策略》，母乳是婴儿最理想的天然食物，纯母乳哺育可满足6个月内婴儿所有的全部液体、能量和营养素，婴儿添加辅食后，可继续母乳哺育至2岁或2岁以上。——编者注
[2] 美国儿科学会2012年《母乳哺育和人乳使用》。——编者注

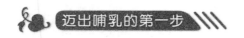

一、断奶的原则

每个宝宝都有自己独特的个性和习惯，每个妈妈都是最了解宝宝的人，最合适的断奶方式，是妈妈用心为宝宝专门制订的。以下列出几个基本原则供妈妈参考：

原则1　循序渐进地断奶，避免乳房严重胀痛，留下疾病隐患。

原则2　避免以母子隔离的方式断奶，让宝宝知道妈妈只是改变了喂养方式，并未抛弃他。

原则3　避免以在乳头上涂抹紫药水、辣椒水的方式断奶。曾为宝宝提供了无限安抚的乳头忽然变"丑陋"了或具有了"伤害性"，对宝宝的内心是严重的伤害。

原则4　不要让宝宝以为断奶是对他的惩罚。

二、给小月龄宝宝断奶

很多在1岁前给宝宝断奶的妈妈，都用几个星期左右的时间，逐步断奶。先减少白天喂奶的次数，逐渐到白天不再喂奶，再逐渐断掉夜奶。这样，宝宝可以慢慢适应，妈妈也不会有胀奶的痛苦。

选择气候温和的季节，避开容易生病或感冒流行的季节。选择宝宝身体状况良好，家庭生活稳定的时期。避开生病、受惊、打预防针、更换照料宝宝的人、搬家、妈妈出差等时期。

先断白天的奶，后断入睡时和夜里的奶。因为白天宝宝有很多活动可以做，不吃母乳相对容易做到。入睡时和夜里的母乳对宝宝来说往往是一种重要的入睡辅助手段。妈妈需要在断夜奶之前，早早开始培养宝宝熟悉其他的辅助入睡方式，建立稳定的睡前程序，比如睡前讲故事、唱摇篮曲、拍拍入睡等。

提醒你注意：给1岁以内的宝宝断奶，在断奶前一定要先确保他已经接受了配方奶，接受了奶瓶或杯子。很多人以为宝宝饿极了都会吃配方奶，其实不是！有的宝宝断奶之后也许就接受了配方奶；但也有些宝宝断奶之后仍然不情愿喝配方奶，长期厌食，或者只吃饭菜不吃奶，尤其是以母子隔离等激烈方式断奶的，这样的宝宝常常情绪低落，吃不好、睡不好，容易生病；还有些宝宝，断奶之后虽然接受配方奶了，但会出现腹泻、便秘、配方奶湿疹、哮喘等过敏症状。所以，在决定给宝宝断奶之前，你一定要做好过渡的准备，确认把母乳换成配方奶不会影响他的正常生活，绝不能怀着侥幸心理贸然行事。

有的宝宝，比较敏感，性格倔犟，或者心理发育较早，10个月甚至更早就已经像1岁之后的宝宝那样，开始有了奶瘾和较大的分离焦虑。这种情况下，妈妈应该同时参考下面1岁以后断奶的注意事项。

三、给1岁以上宝宝断奶

在这个阶段的断奶操作和1岁前有很多相似之处：首先你要选择合适的季节和时间；其次逐步减少母乳供应，一顿一顿地增加配方奶，同时提前帮助宝宝适应奶睡之外的其他入睡辅助方式。

但你必须知道，在这个月龄断奶，只有少数的宝宝可以平静接受。因为宝宝口欲期尚未结束，又处在为时6个月左右的"奶瘾期"，惨烈的断奶经历一般都是出现在这个月龄段。有的宝宝没有激烈的反抗，但之后会出现一些让大人担心的表现或莫名其妙的行为。在这个月龄给宝宝断奶的妈妈，很多人因为不忍看到宝宝哭闹，不得不躲着宝宝，与宝宝分离几天。

如果一定要在这个阶段断奶，妈妈要对宝宝的烦躁、不安心怀理解，要做到：不责备，连心里悄悄有责备情绪也要避免；不焦虑，连心里悄悄焦虑也要赶快调整；勤安抚，让宝宝知道妈妈虽然不喂奶了，但还有无数种方法来表达对他的爱。

让宝宝在妈妈宽容地接纳和温柔地安抚下，把不满情绪表达出来，很快就会恢复正常的。妈妈自己在断奶期间要勇敢而有耐心。有决心给宝宝断奶，就该也有决心陪伴他度过断奶的艰难日子。

如果断奶遭遇到宝宝的惨烈哭泣，妈妈要记住"温柔的坚持"五个字。心怀体谅的、真诚的温柔可以给宝宝无比的安慰；而你的坚持可以让宝宝最终明白，妈妈的决心是不可动摇的，自己势必要和母乳告别了。

但是，当你觉得坚持断奶并非绝对必要，应该在遇到宝宝惨烈抵抗的时候放弃，没有什么比尊重宝宝的意愿和接受能力更重要的了。有些断奶到一半就后悔了的妈妈，怕宝宝觉得家长可以出尔反尔，怕前面的罪都白遭了，就硬着头皮流着泪坚持。这并不明智。断奶后的"复吸"会让宝宝觉得妈妈是宽容温柔的，懂得平衡坚持与通融。让宝宝有机会在拥有更强大的内心和更丰富的生活后，更轻松地去面对断奶。

四、给2岁以上宝宝断奶

饮食营养在这个阶段已经不是断奶的主要考虑了。此时，宝宝对固体食物的消化吸收能力很好了，如果妈妈上班，很多宝宝1岁甚至1岁半之后白天已经不吃母乳了。无论是否能接受配方奶都没有关系，酸奶、奶酪等奶制品也是很好的选择。重要的是日常饭菜要做到营养搭配合理。

有的宝宝已经可以自己入睡了。即便仍然吃奶入睡，自己入睡的生理基础也已经悄悄地发展起来了。在季节上也

不必太在意，因为宝宝的免疫系统已经比2岁以下的小宝宝强大许多。断奶期间妈妈最好能给他连续几天的陪伴，安抚宝宝。

这个阶段断奶的关键之一是给宝宝一个合适的放弃母乳的理由。

很多时候，这个理由是自然出现的机会。比如妈妈生病了需要治疗，或是乳头被咬破等等。你试探着和宝宝商量是否可以不吃母乳了，结果发现宝宝非常配合地答应了，其体谅和承受能力让妈妈很是惊喜。

这个阶段断奶的关键之二是在断奶期间给宝宝高质量的陪伴。

要知道，你的宝宝正在主动配合放弃母乳，这是个多么伟大勇敢的成长。他的心里必定会有些遗憾、有些焦虑，有些无所适从。他会想念吃母乳时和妈妈之间无比的亲密。这个时候的宝宝，需要你用行动告诉他，告别了母乳，你对他的爱和关注一点没有减少，他和妈妈之间仍然有着无比的亲密。他需要切实地体会到，告别了母乳，他没有失去任何美好。所以，很多妈妈选择在长假期间和宝宝一起告

别母乳。用至少3～5天的时间，陪伴小勇士人生的第一次成长。

　　总的来说，此时的断奶对妈妈和宝宝来说，可以是温馨的、满足的。这是宝宝的成长送给妈妈的礼物。如果妈妈耐心等到这个阶段再温柔断奶，收获的幸福感是巨大的，但也别期待宝宝完全不哭，在妈妈引导下断奶的宝宝，有些悲伤要表达是正常的，宝宝也会从这悲伤中成长。这完全不同于小宝宝由于生理和心理上无法接受失去母乳而绝望煎熬地哭泣。

　　如果你喂到了2岁半甚至3岁以上，那么断奶将会非常的容易。稍加引导，宝宝就平和地离乳了。甚至可以看到完全不用妈妈引导，宝宝自己主动不吃了，所谓"自然离乳"的例子。

第三节　和乳房温柔地告别

　　"妈妈引导断奶"和"自然离乳"，它们的共同点是"循序渐进地减少奶量"，确保乳房在奶量分泌已经比较少的情况下结束哺乳。

一、妈妈引导断奶

　　妈妈引导断奶，是由妈妈来决定断奶的时间和进程。根据宝宝年龄和家庭养育情况不同，断奶的具体操作会稍微有所区别，然而原则是相同的：循序渐进，逐步适应。引导断奶需要妈妈保持温柔地陪伴，面对宝宝"进一步退三步"的反复情绪时，要能够坚持自己的意愿。

　　很多妈妈会低估自己的奶量，没想到平时总是柔软的乳房到了断奶的时候，会胀得那么难受。如果你决定断奶了，但每日亲喂次数还在5次以上（不含5次），或者宝宝仍然以母乳为主要的食物，那你可能就还处在我们这里所说的"泌乳量较大的时期"。不妨参考下面案例中妈妈的断奶进程。

　　宝宝8个月了，萍萍又要重返职

场，如何给全母乳的宝宝断奶，这让萍萍有点为难。她找到哺乳指导，希望能有神奇的"手法"帮她轻松回奶，但是哺乳指导告诉她，顺利回奶不靠所谓"神奇手法"，而是靠科学的方法。

萍萍目前的情况是：白天最少会亲喂5次，夜里最少会亲喂3次，乳房通常是软软的，早已不再胀奶。之前没有用过吸奶器，没有定时喂养的经历，也没有过严重的乳汁淤积或乳腺炎等经历，一直是比较顺利地亲哺亲喂、按需喂养。总的来说，萍萍的乳房状态是健康的，但目前仍处在泌乳量较大的阶段。

针对她乳房泌乳的情况，哺乳指导和萍萍一起制订了如下方案：

1. 渐进式减少白天哺乳的次数，用配方奶代替母乳。根据萍萍自己评估，早晨起床时和晚上入睡时的奶是最难以减掉的，夜里醒来时的那2~3次奶，宝宝也不会轻易放弃。最容易减掉的是白天宝宝玩累了和想小睡时需要安抚吸吮的3~4次奶。于是，哺乳指导建议她先从"小睡奶"开始减。让宝宝适应在其他家人怀里入睡，不再依靠吃奶入睡。头3天减1顿，3天后再减1顿，大约1周后开始减"玩累奶"。10天半个月左右，白天的奶就可以全部减完了。在断奶的最初几天，妈妈可能会在以前哺乳的时间感到胀奶，慢慢地，随着哺乳次数减少，乳房也会慢慢地降低生产量，很少会出现胀奶的情况了。

2. 减少夜间哺乳次数。白天的哺乳次数都减完之后，宝宝对奶瓶和奶粉也逐渐适应了。晚上的3次也循序渐进地以3天为单位来替换成奶瓶和奶粉。可以先做10天左右替换完毕的打算，也要做好需要更长时间的准备。因为8个月的宝宝已经有自己的偏好了，晚上也许会因为很困，急于重新入睡而不挑剔口感；但也可能会因此急于找到自己最喜欢、最习惯的口感，而不愿接受奶瓶，这个过程需要慢慢来。

3. 随着宝宝夜间可以接受奶瓶，早晨醒来时和晚上入睡时对妈妈乳房的偏好也会降低些。妈妈可以视情况开始减掉早餐奶，用其他方式进行早晨的相互问候；减掉入睡奶，用其他方式给宝宝安抚，陪他逐渐安静下来，进入睡眠。选择什么样具体的方式，则要妈妈根据自己对宝宝的了解来决定。

4. 减少哺乳次数的过程中，妈妈同时要及时关注乳房的感受。如果距离下次哺喂之前，乳房有些许的胀奶不舒服，就要用手摸摸乳房，感觉是否有不舒服，如果有，适当排出点乳汁，让乳房感觉舒服就好了，不要排空，以免反而刺激了泌乳。

就这样，萍萍认真地执行了她和哺乳指导共同制订的断奶计划，用了1个月的时间把哺乳次数减少到了每日1~2次。有时，宝宝入睡还坚持吃一会儿母乳，有时则是吃完奶瓶中的奶粉，漱漱口，就可以在妈妈的轻摇和拍哄下入睡了。有时，宝宝夜里醒来时萍萍和老公太困了，便不起来冲奶粉，直接母乳亲喂；更多的时候她拍拍、哄哄宝宝就好了。而萍萍的乳房无论喂不喂也都不再胀奶了。

到了宝宝10个月的时候，萍萍开始上班。上班的最初，宝宝白天见不到妈妈不适应，有些哭闹，晚上也容易醒来，每次都要求吃母乳。因为宝宝的吸吮刺激，萍萍的奶量又有所提升，但是，随着宝宝适应了新的生活安排，夜醒减少，又恢复到可以接受奶瓶的状态，乳房胀奶的感觉也不再来。宝宝11个月时，萍萍彻底不喂奶了。

提醒：妈妈在引导宝宝断奶的过程中，乳房有时也会出现问题。这大多是因为妈妈疏忽大意所致。由于此时的乳房柔软，妈妈断奶后比较容易忽视乳管充盈的情况，早期的乳汁淤积也很难发现。宝宝1~2顿不吃，妈妈根本感觉不到乳房发生的变化，等感觉不舒服了，乳房内已经有小小淤积了。如果加上有的妈妈饮食不当、睡眠不充足、作息没有规律、免疫力下降等因素，诱发乳腺炎的可能性也是有的。

二、自然离乳

"安安已经逐渐在白天不吃母乳了，在她晚上不吃夜奶后，我还会每日少量地挤奶，让乳房的泌乳量慢慢地减少，这样坚持挤了10多天后，没有再挤奶。离乳期间我的乳房很舒服，没有胀痛，慢慢地就没奶了。宝宝越大自然离乳相对越容易，乳房也会很舒服。"

——安安妈妈（宝宝27个月时，

自然离乳

"宝宝自己提出不吃奶后，已经7天没吃母乳了。而我的乳房也没有觉得有任何的肿胀不适和异常感觉。很多妈妈很羡慕我这样的方式，问我有什么窍门，其实很简单，因为我从喂母乳开始，就没想着要以怎样的形式断奶。按需供应，喂到几岁让宝宝自己决定。

3岁左右，宝宝自己断了夜奶，开始睡整夜了，白天也很少要吃母乳，除了睡前奶，和偶尔在白天为数不多的1~2次'安慰奶'，每天吃奶的次数顶多也就2~3次。她要吃母乳的情况大多是因为困了。如果白天出门玩得开心，往往就只剩下夜里的睡前奶。当中曾经有几次，我短期出差，宝宝也没有因为吃不到母乳而哭闹。

这样的断奶似乎很理想，宝宝没有因为断奶而哭闹，而我的乳房即便整天不排奶，也是柔软、轻松的，丝毫没有胀痛难忍的感觉！"

——晴晴妈妈（宝宝37个月时，自然离乳）

当宝宝慢慢长大，随着固体食物的增加，心理上也更加独立，他对母乳的需求逐渐减少，不光吃的量少了，次数也逐渐地减少，宝宝慢慢地走向独立，直到有天他不再要求吃奶了。这样一个自然而然，由宝宝自己来决定什么时候不再吃奶的过程，我们称为"自然离乳"。

在自然离乳的过程中，妈妈乳房的泌乳量是自然减少的，宝宝一直以直接吸吮的方式帮助妈妈疏通乳房，乳腺的状况一定会保持得很好！这种情况下，乳房也不必再刻意去做任何方式的护理，尤其是"排空"乳房！

上面两位妈妈的乳房在宝宝自然离乳期间既没有出现胀奶的情况，也没有感觉不舒服，是因为在宝宝完全不吃母乳之前，宝宝对乳房的吮吸次数和单次吃奶的时间已经大大减少了，宝宝的需求量越少，乳汁的分泌量也就随之减少。宝宝已经"告诉"乳房，"不需要提前为我制造更多乳汁了"。如果宝宝哪天突然不吃，乳房里也没有太多"存货"积压。

举例来说，当宝宝的需求量从之前的每次50毫升到现在的每次只有10毫升的时候，乳房的产奶量也会随之降低为10毫升，而这仅有的微不足道的10毫升，宝宝吃不吃都不容易造成妈妈乳汁淤积，即使不吃，乳房也会慢慢吸收掉。所以，自然离乳期间，妈妈感觉不到胀痛，乳房也很舒服地"停工"了。

当乳房在自然离乳期间没有什么不适，你也不需要采用吃回奶药、按摩乳房、外敷中药等措施。乳房目前已经是"不刺激不产奶"的平衡模式，所以也完全不需要担心怎么回奶的问题了。

这样的断奶方式，妈妈的乳房既没有胀痛，也没有发生传说中的"宝宝断奶就会生病"、"断奶后不理妈妈"或"断奶后更黏妈妈"等情形，断奶就这样波澜不惊地慢慢实现了。

关于"断奶"与"离乳"

词义上和"断奶"非常接近的"离乳"一词越来越被中国妈妈们所常见，比如"科学离乳""自然离乳"。

英文wean也有断奶、离乳的意思，它的语义比我们平时说的"断奶"更广义些。它指的是从添加辅食开始，到宝宝完全脱离母乳的整个过程。英美妈妈们聊天时相互问道，"Have you started weaning your baby?（你开始给宝宝离乳了吗？）"相当于中国妈妈在问，"你开始给宝宝添加辅食了吗？"在日语中，辅食也因此被叫做"离乳食"。如果妈妈们相互问，"Is your baby completely weaned?"那则是"你的宝宝彻底断奶了吗？"

"离乳"一词被"引进"国内后，在语义上也被用得越来越贴近"断奶"，成为"断奶"一词更雅致一些的说法。而它"开始添加辅食，告别完全以乳汁为食的阶段"的那部分语义则被淡化了。在汉语中，"断奶"这个词不仅可以用来指停止吃奶这件事，也可以广义地形容宝宝离开母亲独立。

如果说"离乳"一词是形容宝宝发育的一个阶段（从添加辅食开始，到宝宝完全脱离母乳）由宝宝决定何时不再吃母乳了；那么"断奶"本质上更强调由妈妈主导的结束哺乳这件事。

这两个词在语义上的差别，也体现了不同国家妈妈在断奶方式上的差异。在中国，断奶往往真的就是"一件事"，要找某一天把它做了，且做得越干脆就越好。妈妈用母乳最后喂饱宝宝后，再也不喂母乳。宝宝忽然就和乳房隔离了，有些宝宝在断奶期间甚至还会和妈妈隔离。在国内某些地方，妈妈还会选择比较有仪式感的一天来断奶，比如选择农历初一这一天，取"一天就断"

的口彩。而这种突然来临的断奶方式，在那些广泛使用"离乳"一词的国家里并不通行，那儿的哺乳妈妈们更倾向于

认为断奶是一个过程，随着宝宝成长由他决定何时不吃母乳。

第四节　断奶时乳房问题的处理方法

从乳房健康来考虑，不建议妈妈在乳房有淤积、肿块、甚至乳腺炎的时候选择断奶。这是要求一直稳定泌乳的乳房，突然之间被要求停止"生产"。乳房不能根据你的指令而立刻停止分泌乳汁，减少泌乳量需要一个循序渐进的过程。如果忽视乳房的生理构造与功能，给你带来的反而是持续多天、难以承受的痛苦！其实在医疗干预、正确且必要的乳房护理辅助下，持续哺乳反而更有利于乳房的恢复。

在保持乳腺畅通的前提下，减少对乳房的泌乳刺激，乳房泌乳量会越来越少，断奶也会随之比较顺利地进行。

在断奶过程中，如果不小心引发乳汁淤积甚至乳腺炎，妈妈们还是需要谨慎对待和处理：

1. 首选的方案就是克服困难，恢复

哺乳。宝宝的吮吸是解决哺乳期乳房问题的最佳方法。先解决好乳房问题，然后再选择适当的时机，在正确的指导下断奶。

2. 如果无法实现重新哺乳，那么就需要在乳房发生以下任何一种情况的时候，第一时间采用正确的方法来处理：

乳房疼痛，红肿　用卷心菜叶冷敷乳房疼痛部位，避开乳头和乳晕。每次20分钟，每日多次。皮肤敏感的妈妈，如果外敷卷心菜叶后乳房表面起小红点，或者感觉发痒不舒服等，应立即停止。

乳房硬块　除了按照上述的方法进行冷敷处理，同时还需要及时向具有泌乳专业知识的医护人员寻求帮助，千万不要错误处理。

乳房局部表皮红肿，同时发热、寒颤等周身症状　及时就医获得医生的治

疗帮助。

3. 注意饮食，避免吃油腻或者发奶的食物及汤水。

4. 做好心理准备。断奶不是一蹴而就的事情，有一个循序渐进的过程。

断奶持续时间的长短因妈妈、宝宝的情况而异；妈妈乳房的回奶过程大概需要1周至2个月不等的时间。如果在断奶后，你不定期地挤奶刺激乳房，乳房泌乳的过程还会不断地被延长。

断奶后乳房还会疼痛吗？

断奶后，在第一次经期及排卵期，都有可能出现乳房外侧局部胀痛。如果妈妈在孕前有比较明显的乳腺增生，此时的疼痛与之前的经期乳房疼痛感会非常接近。乳房的酸胀疼痛会持续1~2天，即使你不做任何处理，也会自然好转。如果疼痛让你觉得不舒服，可以尝试按摩乳房缓解。